119急救現場續集

王珏瑋◎著

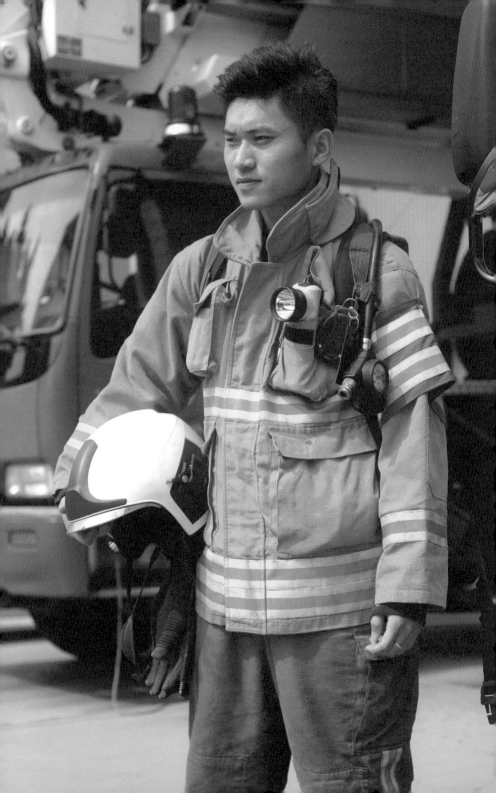

如果你的另一半是消防員

當你決定跟一位消防員在一起時，就要知道將注定面對很多事情，

例如，他不會在狂風暴雨或天災人禍的時候照顧你，

但他會比別人更懂得去珍惜，珍惜每一次擁抱與相依；

他也無法在你每一次孤單寂寞與需要溫暖時陪著你，

但他會比別人知道如何守護，守護著屬於彼此一切的安定。

而且，

他的工作內容，沒人可以體會其中的複雜與繁瑣，

但還是要處理與面對，

他的工作環境，沒有電影裡演得那麼帥氣與英勇，

但比電影狼狽與危險。

所以，

當你的另一半在離家上班時，忍住你的任性，

雜事別都要他處理，有需要再傳訊息，打電話要說愛你；

當你的另一半在下班休息時，忍住你的調皮，

別輕易將他給吵醒，因為你不會知道他已經多久沒休息。

即便是如此，

他還是會用他一生去感謝你為他所做的犧牲與改變，

無私的將你視為他的一切，因為他每一次的出勤，

都有可能無法實現曾經對你說過的誓言。

消防救護工作的最佳分享者

119 救護業務，早期囿於人力與經費，係以緊急送醫為主。近年來相關法令的修訂，以及各縣市消防局經費和人力的陸續挹注，訓練了各級救護技術員相繼投入到院前救護工作，已將急診室的急救相關技術與程序，移置求助 119 現場就開始實施，使得我國創傷患者避免二次傷害與感染，讓重病患者病情得以穩定與改善，讓心肺功能停止患者提升存活率與良好的預後。

本書作者王珏瑋先生，自民國 87 年投身消防工作迄今，因其對於緊急救護工作充滿熱忱，不斷的學習精進，在民國 88 年取得中級救護技術員（EMT-2），後來成為高級救護技術員（EMT-Paramedic）。

珏瑋對緊急救護的熱忱更是有增無減，他細心的將每件有意義的救護案件記錄下來，在民國 96 年出版了我國消防人員第一本緊急救護實錄《119 急救現場》一書，獲得廣大迴響，並讓民眾知道，成功搶救一個危急的生命，從到院前就已經開始了。

珏瑋在勤務之餘，繼續記錄著這一切，又經過了十年的歷練，很開心可以看到更不一樣的《119 急救現場續集》，讓讀者在閱讀每一篇救護故事後，除了深深感動外，更對消防機關緊急救護有深

一層的瞭解及認同，也獲得相關救護常識。更難能可貴的是，珏瑋還用心邀請數十位急診界醫師，針對個案予以說明與註解，不但顯示了他的好人緣及醫師們對他的肯定與期許，也豐富了本書的內容。

在本書付梓之際，很高興能幫他寫推薦序，希望本書有很多人閱讀，同時希望未來我國的緊急救護品質可以更提升，國人對於消防救護工作有更深層的認識。

內政部消防署署長　陳文龍

一同進入「街道醫學」的殿堂

　　緊急救護最核心的任務,是將緊急傷病患「安全的」從院外移到院內,而且要使命必達,從派遣馳援開始,現場的評估檢傷、處置穩定、溝通回報及適當送醫,環環緊扣,方能在兼顧救護人員及病人安全的基礎上,提供高品質的緊急救護服務。

　　珏瑋自民國 87 年加入臺北市政府消防局這個大家庭,共同見證臺北市 EMS(Emergency Medical Services)的成長。他本著對緊急救護工作的高度熱忱,在民國 93 年就成為高級救護技術員,除了發揮專業技能救死扶傷外,更能充分展現同理心,悉心與病患或家屬進行說明與溝通,不管面對多少挫折,仍一本初衷,讓病人得到最適切的照護。

　　珏瑋的用心不僅展現於急救現場,他並能善用工作餘時,透過幽默的筆觸記錄分享有意義的救護案件。十年前出版《119 急救現場》已頗受好評,而這十年來,珏瑋歷練了內、外勤業務,也榮獲臺灣急診醫學會「全國十大傑出緊急救護技術員」殊榮,更陞任小隊長,如今再出版《119 急救現場續集》,以救護人員的視角,描繪我們的社會、人文與日常。

　　在本書中,珏瑋不但細膩刻劃急救現場的人、事、物,針對

救護過程亦描摹得非常透澈，尤其文末還邀請相關專科醫師進行專業點評及衛教，主要希望透過這樣的貼心安排，讓每位讀者除了心靈上的體會，更有知識上的收穫。

水裡來、火裡去的消防弟兄之中，文筆生動、才華洋溢不只珏瑋一人，但要透過筆墨寸管實現夢想，著實需要投注更多的努力與堅持，這絕不是一件容易的事，而珏瑋做到了！

本人很榮幸為各位推薦臺北市政府消防局的高級救護技術員作家──王珏瑋先生的第二本著作《119 急救現場續集》，也誠摯邀請大家一同進入「街道醫學」的殿堂。

臺北市政府消防局局長　吳俊鴻

生命故事透過與他人分享才顯意義

　　民國 85 年，我在臺大醫院急診部接受訓練，剛好是衛生署（現為衛生福利部）發布《緊急醫療救護法》的次年。該法是我國立法上少見的雙主管機關設計，由消防主管機關負責到院前救護區域的規畫、成立 24 小時救災救護指揮中心與救護隊（或消防分隊）執行到院前緊急救護業務，以及救護技術人員的培訓等。而衛生主管機關則主責劃定緊急醫療救護區域、指定急救責任醫院、建立緊急醫療救護區域協調指揮體系，以及救護技術員訓練辦法等。也正因為緊急醫療救護的工作，經常需要消防分隊的救護技術員與急診室的醫護人員共同攜手完成，才有此機緣認識珏瑋。

　　依據《緊急醫療救護法》及《救護技術員管理辦法》規定，救護技術員分為初級、中級及高級救護技術員，初級技術員只能作病人評估、止血、包紮、固定等簡單的緊急處置，而高級技術員則能依據其評估判斷或預立醫療流程，執行插管、電擊及急救藥物的給予，因此須有相當嚴格的訓練。而珏瑋正是臺灣第一批少數完成高級救護技術員的消防精英，當時，他經常送病人到臺大醫院急診室，一般的 119 救護人員大多只在急診檢傷處與護理師交接後即離開，而珏瑋常常會於交接完成後，繼續幫忙將病人推至診間內，安撫病患直到有醫護人員接手，同時也會再跟看診的醫師說明現場

情形與處置。若遇到特殊的病情，還會詢問病理與初步診斷，甚至在急診很忙碌時，協助打上點滴或是心電圖，久而久之，便成為急診醫護人員的好夥伴與私下的好朋友。

珏瑋不僅具備優秀的專業技術，更有一顆溫暖、助人、細緻的心，他經常將其親身經歷的救護案件記錄下來，發表於網路部落格及社群網站，獲得不少的迴響，據說已有幾十萬的點閱人數。現在，他將這些文章集結成書，裡面有許多深觸人心、引人深省的生命故事，也有藉由救護故事傳達預防保健或簡單的自我防護觀念，除了讓讀者更了解 119 救護人員的辛勞與專業之外，更讓冰冷的醫學資訊變得親切感動。

因此，不管您是什麼背景，本書都值得您細細品味，重複閱讀，推薦給大家。

衛生福利部醫事司司長　　石崇良

十年磨一劍，生離死別的文字感動

這是一本敘述到院前緊急救護的故事，也就是民眾在打 119 叫救護車之後，119 救護人員在現場執行急救處置，然後上救護車將病人送至醫院急診室，或者是不需要去醫院，在這個過程中所發生的一切，還有所衍生、所不為人知、所驚天動地的一切。

這本書起源於 15 年前一個感謝的託夢，一直放在心中，在那之後 5 年寫出了那個夢，接著完成了第一本《119 急救現場》。又歷經 10 年累積，完成了《119 急救現場續集》，從此，一切將不再是夢，而是生離死別的文字感動。

勤務中，會去了解每個緊急救護案件背後的聲音，每個案子帶給我感觸的原因，還有當事人來不及傳達的言語。

也許是老天爺指派我去當聆聽的陌生人，知道我將會用文字

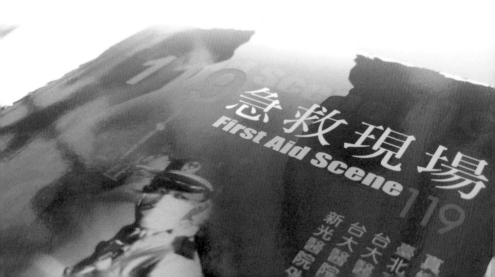

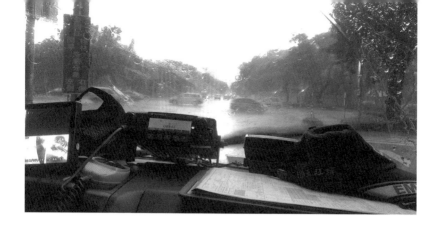

為他們留下來不及表達的話，或許我不能寫得很好，但我會盡力去呈現我所聽到的一切，也會用盡每一個詞彙，來紀念每位堅強的靈魂，以及他們用生命守護世間的一切。

真是十年磨一劍，距離上一本書已經是十年前了，續集拖了這麼久才出版，與其說偷懶不寫作，還不如說經歷了人生與職場上巨大的起伏與變動；與其說詞窮寫不出什麼，還不如說對於人事物的看法跟十年前已經有不一樣的認知與感受。

也許每個案件的執行期間不長，但在這幾十分鐘的過程裡，背後隱藏了多少不為人知的故事，藉由與對家屬及患者的安撫之餘，聽聽他們的心聲，或是從關係人的訪談中得知驚心動魄的祕辛。一件危急的救護案件，從陪同就醫的人數與關係，就可以發現箇中奧祕；緊急傷病患在到院前或到院後，從打電話給誰及來探訪的人是誰，也可以發現其中的神奇。

在這勤務裡的聲音，有很多值得被注意與聆聽，有些是需要被借鏡與醒世。而且這樣的聲音或場景很容易就消逝，甚至不會有人知道發生過什麼事情，所以無論如何，這些聲音都應該被珍惜。

許多讀者也許對於國內的「緊急醫療救護系統（EMS）」還不熟悉，所以不清楚火災搶救的消防員跟救護員有什麼關係？消防局的救護車、醫院的救護車與民間公司的救護車有什麼差別？接著就簡單先說明一下：

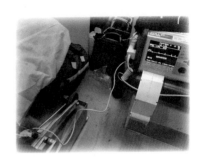

首先要來認識一種證照叫做「緊急救護技術員（EMT）」，它分成三個等級，分別是「初級救護技術員（EMT-1）」、「中級救護技術員（EMT-2）」與「高級救護技術員（EMT-Paramedic）」，受訓時間分別是 40 小時、280 小時與 1280 小時。依據救護技術員管理辦法中，各等級的 EMT 可以從事的醫療行為有所不同。

國內消防員在職訓的各項訓練當中，除了客車駕照和救生員等大家熟悉的證照外，還包含了 EMT 的訓練。而線上執行緊急救護勤務的警消，都具備 EMT-2 以上的證照，也就是說，國內的消防員同時具備了緊急救護技術員身分。在許多先進國家，要從事團體活動的行業，例如導遊、運動教練、空服員、飯店人員等，都需具備 EMT 資格才能擔任這些工作。

現行的救護車有幾種類型，有消防局的救護車，負責到院前緊急救護的工作，當民眾有緊急醫療需求撥打 119 時，由消防隊緊急出勤的救護車，經過現場處置後送到就近醫院急救，如符合相

關送醫要件則是免費的。

　　還有就是民間的救護車公司，主要負責院際間的轉送、大型活動醫療站、血液或器官運送及民眾指定醫院載送等，不管緊急或非緊急使用，都是需要付費的。

　　另外，醫院如果規模夠大與轉院次數頻繁，就會自己設立救護車單位，並招募救護人員從事救護車工作。大部分的醫院多半外包給民間救護車公司負責，當然這部分也是需要付費的。

　　這大概就是我國緊急救護系統的救護車使用型態。

　　不管你是公家或民間單位，只要從事緊急醫療救護工作，就需依法具備緊急救護技術員（EMT）的資格，相關規定可以參考《緊急醫療救護法》及《救護技術員管理辦法》。

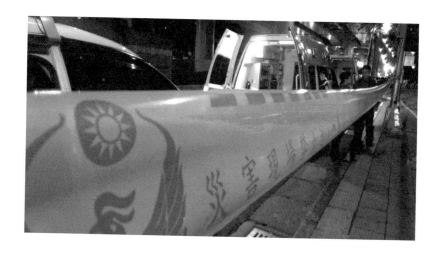

而到院前緊急救護，是目前各縣市消防局的勤務大宗，除了火災與抓動物外，緊急救護是每位消防員每天都會出動的勤務，只要一出勤，就要面對行車風險、感染風險與醫糾風險。

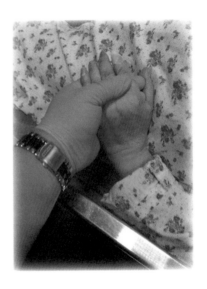

如果因用路人與勤務中的救護車爭道而發生車禍，執勤同仁就要犧牲自己的休息時間，去處理漫長的糾紛事宜。另外，若造成救護車上的緊急傷病患直接或間接的傷害或死亡，雙方駕駛都會吃上過失致死罪的官司。

再者，各種傷病患個人或家屬不一定會誠實的告訴你他有什麼怪病，送醫後如果醫院發現患者患有法定傳染病，幸運的話，經過一段時間層層轉報到消防局後，你會知道自己可能被傳染；不幸的話，在你病發之前，永遠都不會知道自己已經染病了。

還有患者或家屬若對醫院的處理不滿意而發生醫療糾紛，一定會把到院前的這一段處置拉進來一起告。更慘的是，患者或家屬覺得你現場的醫療處置不是他們想像的神奇、迅速或要求，往往會直接告你業務過失與瀆職。

一般人不會知道，來救你的消防救護人員，他上一刻才剛從哪

個鬼門關逃出、他上一次休息是多久之前、他上一個案件才剛被無知的民眾斥責、他上一餐吃了沒？你不會知道他上班上得多委屈，因為消防人力的補充，永遠追不上勤務業務量的成長。

就像是汽車停車格的數量與道路增建、擴建的速度，永遠追不上汽車的生產數量。如果你是汽車駕駛，你不開心還可以罵髒話，但是消防救護人員不開心時，不但不能罵出來，還要面帶微笑的開車，而且不可以得罪乘客。

民國 87 年警專畢業到現在已經邁入第 19 個年頭了，距離退休才剛過一半不久而已，未來還有很漫長的工作生涯要走，未來還是會繼續寫作，不過網路上說現在不叫寫了，因為都用鍵盤，所以要叫「鍵人」，另外還有用滑鼠，所以叫「鼠輩」，真是中肯。

將來不知道還會再寫出什麼，至少這是一種另類的生命記錄，記錄著別人最危急或是最後的一刻。

很多話也許他們不方便說或來不及說，很多感動他們來不及表達或不會表達，這些工作就交給我，他們的故事就讓我來幫他們說，不管是借鏡或是感動……

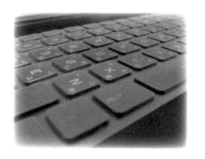

（註：本書為保護當事人，相關細節均有微調改編，相關相片均變色後再以馬賽克處理，請勿對號入座並以平常心看待，感恩。）

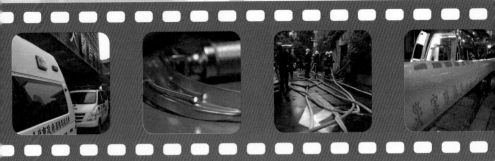

目錄

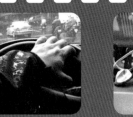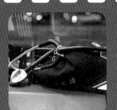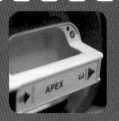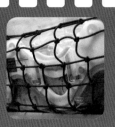

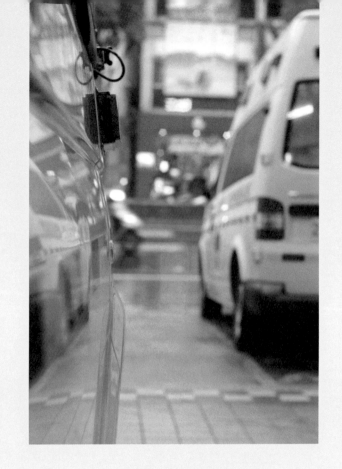

等待出勤

悶熱的天氣將有瘋狂的午後雷陣雨，
灰色的天際嗅出溼溼的午後暖空氣，
視線轉向窗外看著暴風雨前的寧靜，
即將被雨打下了樹葉已經被風侵襲，
蒼穹的閃光讓窗戶亮起，而風在醞釀雷雨，
突然的驟雨讓騎士著急，而我在等待出勤。

可以跟我說一下嗎？

這雨，淋溼了誰的軀，暈開了場景，
這雷，打醒了誰的心，驚嚇了平靜。

夜裡，失眠的人有時候會想找人說說話，就會窩在棉被裡，看著手機電話簿的姓名號碼，滑著顯示姓名，就像是翻著腦子內的資料夾，腦海裡迅速跳出這是什麼關係的朋友、做什麼的朋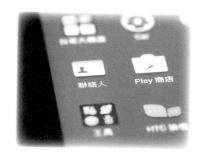友。有些名字常常會有親切的問候，有的名字會閃過一陣辛酸的刺痛，有些名字看見的是甜美的笑容，有的名字掠過的是一股無言的難過。

久了，在有限的精神資源中，已遺忘的號碼無法再朗朗上口，電話簿裡是最後的儲存記憶，不會去撥出的對方也不會接聽，不會再回覆的簡訊何苦再送出訊息。刪除的字樣在功能選項裡，就讓回憶擁有一些尊嚴，讓記憶消失在無法挽回的手機裡。

下午悶熱的天氣，不變的將有瘋狂的午後雷陣雨，灰色的天際嗅出溼溼的空氣，天空傳來的閃光與雷鳴吸引了我的注意力，視線轉向窗外看著暴風雨前的寧靜，即將被雨打下了樹葉已經被風侵襲。第二道閃光讓窗戶亮起，而風在醞釀雷雨，突然的驟雨

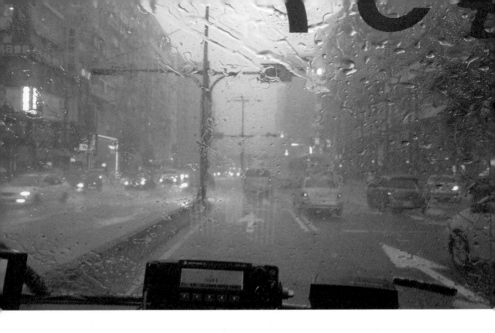

讓騎士著急，而我在等待出勤。

　　視線還呆滯在窗外的我，被救護出動的警鈴給叫醒，跟著另一名同事從辦公室奪門而出，到了值班室看了報案地址，不意外的是件交通意外救護勤務。在車庫並排的救護車，擋風玻璃早已被雨水濺溼，發動引擎後救護車緩緩滑出車庫，大燈、雨刷、警示燈、警報器幾乎同時啟動的出勤，還有我被淋溼的左手臂。

　　空中的雨滴撞擊著擋風玻璃，撞破的水珠擴散在來不及掃過的雨刷裡，輪胎再一次濺起的大水花，是我緊急煞車在路面的低窪裡。到了現場後緩緩的滑行，聽見的是機車車殼小碎片被我壓過的聲音，我將救護車橫檔在馬路中間慢慢的停下。

　　地上薄薄的水，卻有著很高的水花；周圍薄薄的血，卻漫布得很大片。跟同事兩個人的帽子前緣流著水柱，打在傷者臉上，趕快替他戴上頸圈。兩個人跪在地上調整著要將他翻上長背板的

角度時，突然之間雨停了，餘光裡看見兩個滲血的膝蓋，半蹲著站在旁邊幫我們撐傘，她發抖著伸手遞出馬上被雨淋溼的面紙，因為她看見我們已經用完了大雨中急救包內的紗布。

「學長，這裡幫我們搬一下。」交通警察毫不猶豫的叫車禍關係人一起來幫忙抬擔架，我搬運的位置讓開給他們搬，並到擔架側面專心止著傷者額頭與臉上的血。將他推進救護車之後，泛紅的紗布與面紙還是染著雨跟血，同事看我手上的血沾的比他多，同時還壓著傷口，於是就換他去開車。

「小姐，他那隻手骨折了，先不要去握那隻手。」她輕輕放下之後，也不敢再去握另一隻手。他額頭上的血漸漸少了，但不得閒的繼續用甦醒球接著氧氣強迫給氧，因為血氧濃度不高。甦醒球的面罩內沾滿他咳出來的血，呼吸淺快的在下意識呻吟，全身時而用力僵硬，時而癱軟無力，已經被固定在擔架的他，就這樣蠕動、躁動、呻吟、吐氣。

「小姐，你的膝蓋跟小腿要不要緊？你的傷口很髒，我手不能離開，你可以先用那罐食鹽水自己沖一下傷口嗎？」她似乎已經聽不進我講的話，一直輕輕的撫摸他的手，輕輕的揉，輕聲激動的問著。

「你可以告訴我說你會不會痛？可不可以不要一直發抖？」
「你可以跟我說你沒事嗎？為什麼一直用力握著我？」
「你可以告訴我說好還好嗎？怎麼一直揪著拳頭？」

「你可以看得到我嗎？」

「可不可以讓我去抱著他的頭？」

「你可以告訴我說你不會離開我嗎？」

「可不可以張一下眼睛看看我？」

「你可以跟我說一下嗎？可不可以不要不理我？」

擔架床的輪子在急診室地板上滾出了四道交錯的血跡，創傷昏迷的患者進入急診室，整個診間如臨大敵。她手中握著血染的手機還有合照的畫面，小腿與膝蓋大片的擦傷應該很痛，但她在乎的只有急救室那沾血布簾內的男友。

護理師突然匆匆拿了一支破傷風的針劑跑過來要幫她打，我跟護理師說：「學姊，交給我就好了，你去忙那個男的。」

護理師遞了顆酒精棉球給我後，又轉頭跑進急救室，她突然不哭的抬起頭看著我，輕輕的對我說：「謝謝！」

我的部分忙完後，交通警察也趕到了急診室，他問我：「她的情況如何，有沒有辦法問筆錄？還是可以大致說明一下事發的經過？」

「學長，她的情緒不是很穩定，我幫你問好了。」交警跟著我坐在她的兩側。

「小姐，你的傷口也很嚴重，等一下清理傷口的時候要忍

24

耐一下。」她已經可以自己壓住剛剛打破傷風肌肉注射的手臂。

「你剛剛有沒有昏過去？還記得現場發生什麼事嗎？」我問。

「雨突然下得很大，他問我要不要穿雨衣，我跟他說沒關係，快到我家了。他說了一句：『怕你淋溼。』機車就減速靠邊，要把機車停下來拿雨衣給我，然後後面一輛車就撞了上來。」交通警察拍了拍她肩膀，但似乎也無法安慰，她說完又趴在腿上放聲哭泣。

夜裡，她即將失眠一段時間，也沒有心情找其他人說話。窩在棉被裡，看著手機知道不會再有那個名字的來電顯示，腦子裡翻著專屬資料夾的記憶，在電話簿裡他的名字，永遠撥不出去也接不到回覆的訊息。

久了，也許手機號碼與姓名終究會刪除，但是在她有限的精神資源裡，他的號碼與姓名，相信永遠不會被刪除與忘記，尤其是他在路旁要拿雨衣給她穿的那段回憶……

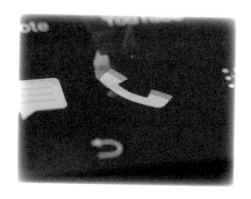

✳ 後記：

外傷，在現今社會中仍然是種被忽視的疾病。它不似心肌梗塞或腦中風等救護重症，會慢慢孵化形成威脅。它出沒存有高度不確定性，倏忽重擊錯估形勢、冒險犯難的族群，彈指偷襲沉浸心靈、忽略風險的人們。

更沉重而殘酷的是，嚴重外傷的生死交易，往往是送走青春壯盛年華，或是換回長期的衰朽失能。重大外傷一旦發生，傷病患的人生悲喜往往就決定在現場瞬間。

透過珏瑋的故事，我們更能了解救護人員跟死神進行時間競賽的同時，也同樣能對驚懼心靈提供庇護支持。而這種穩定自信的溫暖力量，來自於訓練有素的傷狀掌握與處置，更來自於許多優秀的 119 救護人員所希望傳遞給傷病患家屬「苦痛逝去，美麗駐留」的關懷。

高醫大附設中和紀念醫院外傷及重症外科主任 **陳昭文醫師**

創傷

我也許無法感受你的焦慮，
但我會靜靜聽你訴說情緒；
我也許無法減輕你的疼痛，
但我會好好照顧你的傷口；
我也許無法陪伴你到康復，
但我會默默為你祈禱祝福。

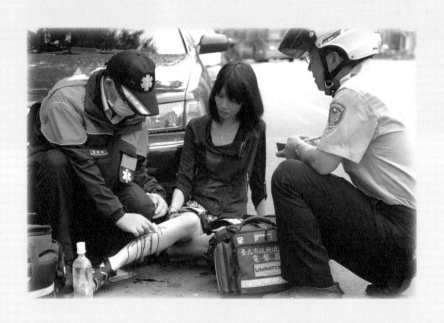

不捨

女孩:「下輩子要再來找我好嗎?」

男孩:「上輩子答應過你,這輩子不就找到你了嗎?」

每早上班的「勤教(勤前教育)」結束後,當班人員就會先到車庫點交所有的救護車,各梯次人員點交依順序停放的救護車,清點一下救護車裡面的醫療消耗性材料是否短少,並發動一下車子檢查油、水、電,救護車體外觀的清潔,車廂內消消毒,將凌晨或深夜歸隊看不清楚沒能清洗乾淨的血漬,在白天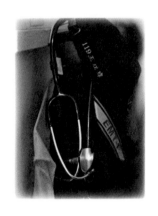早上好好的洗刷乾淨。而我也都會在車子發動時試一下引擎,空踩一下油門,沒有讓引擎轉速停留在 5000 轉 3 到 5 秒,就沒有上班的感覺了,這是「彎道殺手」每天的例行公事。

引擎轉速剛試完,視線餘光看見車庫旁值班室的同事接起了電話,又見他另一隻手準備伸往按出動警鈴的方向,我知道該清醒意識停止幻想了。

我沒有熄火,馬上跳下車跑到值班室後面的走廊上,跟已經帶好裝備的同事擦身而過。牆上掛著一排的救護裝備,卡上自己的救護腰帶,先套著救護背心,並隨手拉走我掛在牆上的聽診器。準備再跑回值班室時,值班同事已經幫我拿了無線電,在值

班室門口伸手遞給我。

　　同事打開警示燈、放下手煞車，讓車緩緩滑行，坐在駕駛座等我上車。我跳上車後，屁股還沒坐正、門還沒關好，也是殺手級的同事，就讓巨響的警報器聲與高轉速的引擎聲同時響起。

　　看著距離分隊有點遠的報案地址，納悶著詢問開車的同事，他剛剛在值班室裡旁聽受案電話時有沒有聽見其他資訊？他說這是支援的車禍救護，現場有兩名傷者，先前已經到達的救護車叫的支援。心想，會需要支援的車禍，可能是兩名傷者都需要躺床，有可能是骨骼創傷或脊椎傷害的傷者。

　　依慣例，在大熱天裡，不管同時有幾個人受傷，只要還能走能跳，早就擠進同一輛救護車閃人了，不會在那裡晒太陽。同樣的，若是颱風下大雨時的車禍，救護車到達現場，而人還躺在路中間的話，那傷患的狀況一定是非常慘。

　　相反的，若是徐徐涼風、氣候宜人的夜晚，哪怕只是輕微的小擦傷，傷者就會躺在地上，看見救護人員抵達現場之後，開始呻吟喊痛。如果又有家屬趕到現場，那叫聲更是淒慘，也就會聽見家屬大罵沒有受傷的另一方。

　　而當我們在處理傷口時，交通警察就會先詢問另一方剛剛發生的情形，當對方用他的觀點陳述發生經過時，原本躺在地上哀號呻吟的傷患，就會馬上站起來走過去跟對方說：「你這樣跟警察講就不對了，明明就是你撞我的，還說！」

當我們接近先前到達的救護車後，救護人員急忙跑了過來：「學長，還有一位傷者坐在肇事汽車後面，意識清醒但他說臀部很痛，需要長背板，我們的長背板已經用在另一名傷者身上了。」先前到達的另一名救護人員，正抓著醉醺醺的汽車駕駛，制止他在馬路上亂走動。

　　下車打開側門，伸手抓了一個頸圈並提著急救包前去查看。車道上依舊是呼嘯而過的汽、機車輛，一位傷者側坐在地上，雙手撐在肇事車輛的後保險桿，讓他自己的右側臀部離地。我問：「從發生到現在你都是清醒的嗎？有沒有昏過去？」

　　「我沒有昏過去，只是屁股很痛。」顫抖的聲音，慢慢的回答著。

　　「你呼吸會覺得喘嗎？胸口會不會痛？」看他呼吸滿快的，擔心是氣胸，希望只是疼痛造成的喘。

　　「胸口有點痛，但是不會喘。」他表情猙獰的回答著。

　　「你脖子、肩膀會覺得痠痛，手腳末稍會覺得麻麻的嗎？頭有沒有著地？你戴的安全帽是半罩還是全罩式的？」我繼續評估詢問。

　　「我帶半罩的，脖子肩膀還好，頭沒有著地，是屁股著地，現在右側的屁股很痛。」

　　「跟你說明一下，我還是要預防性的幫你戴上頸圈，會有點不自在，因為要搬你上車，會有一些大動作，萬一頸椎真的有受傷也可以受到保護，到醫院沒事就可以拿下來了。」他乖乖的讓我把頸圈帶好。

我隱約想像著自己未來的樣子，萬一以後我出了車禍，因為變胖脖子變粗、變短，最小的頸圈也不容易保護到頸椎。

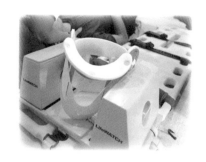

同事已經提著長背板與頭部固定器在我旁邊等待，臀部、腰部劇痛就要考慮到骨盆創傷的問題，因為這可能會有大量內出血而致命的危險。

我先用二隻手指輕輕點壓右臀，詢問是否有單點的骨頭劇痛感還是大面積的肌肉疼痛？他表示整個著地面都在痛。同事量完了血壓還算正常，也沒有明顯的休克現象，隨後再緩緩握住他兩側的骨盆，詢問他下腹腔有沒有劇痛感，他說沒什麼感覺，只是屁股肉很痛，我們最擔心的骨盆問題應該可以暫時排除。

將長背板置於傷者臀部旁邊，兩手插入他的腋下用力抬起，同事迅速將長背板移入他左側的臀部，請他躺下時他說右側屁股壓到就會痛，就讓他在長背板上左側躺，就這樣將他搬上車，還用一個頭部固定器讓他當枕頭側睡。

確定車內的病人穩定之後，我下車去看一下另一輛救護車的傷者，正在車內替她清理傷口的同事回頭跟我說：「學長，她主要是左腳踝還有小腿疑似骨折，整個都先固定起來了，因為她說腳根壓在地上會痛，所以讓她右側躺，讓右腳根懸空，你要不要進來再看一下？」

「沒關係，你再幫我看一下她固定後的患肢腳趾頭，觸碰一

下看她有沒有感覺？」

「小姐，你知道我在摸你的腳趾嗎？」同事輕輕捏著她的腳趾，她也表示有感覺。

「小姐，你現在會感覺頭暈想吐嗎？」我站在車門外問，她回答不會想吐。

「學長，都差不多了，可以走了嗎？」

「走吧！一起送到ＸＸ醫院。」

兩部救護車就這樣一起進了急診室。在忙碌的急診室裡，只要不會馬上死的病人，掛完號之後都會先被丟在一旁，因為裡面總是有一些瀕危的病人在排隊等著看診。當自己的那床病人推到急診外科診間的時候，看見先被推進來的女傷者放在牆邊，側躺的她面對著冰冷的牆壁，顫抖的肩膀從背影就看得出在掩面哭泣。我先把病人推放在另一個角落，然後去跟外科醫生交接一下這位病人發生的原因與處置，講完之後我告訴他：「這裡的病人很多，你再躺一下，馬上就會有醫生過來看你了。」

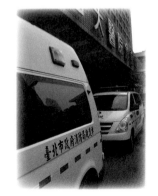

「嗯！謝謝你們。119先生，不好意思，請問一下，我太太還好嗎？」

「你太太沒事，我同事有初步檢查過了，只有右小腿受傷，我們有先固定了她的腳。」

「謝謝你們。」先生也開始啜泣了

起來。

　　由於要拿回自己分隊的長背板，而板子還固定在病人身上，醫生也快要來看這兩位車禍的病人了，我們就在診間內等一下，醫生看完如果不需要長背板，我們就可以拿走了。不陌生的急診室，都知道哪張候診休息椅子冷氣位置最涼的我，坐著看了一下這對倒楣鴛鴦躺在病床上，又看見其他病人都有家屬在醫院安慰、陪伴，我想了想突然站了起來，旁邊的同事被我嚇了一跳，看著我：「你幹嘛！你要去哪裡？」

　　診間中間有一個不大的空間，醫生、護理師、病人、家屬都在那裡川流不息，我過去把他們兩張床從兩個角落推到中間，分別讓左側躺與右側躺的兩張病床靠在一起，讓他們可以面對面看著對方，因為他們是目前彼此唯一的家屬。

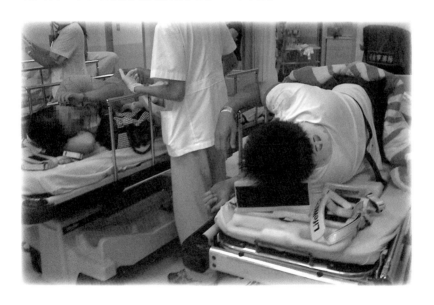

四顆泛紅的眼睛不捨的凝視對方，靠在一起的病床讓他們一直觸摸得到彼此的頭髮，肩膀上還有對方捨不得放開的手掌，彼此疼痛但也強顏歡笑的不捨對方慌張，如枕邊細語般的讓他們在這裡也可以感到溫馨美滿。

　　當彼此詢問對方痛不痛之後，他們不再說話，溼潤的眼眶讓他們可以一直靜靜的對望，捨不得眨眼的看著對方，直到醫生過來稍微拉開了他們的床。

女孩：「我怎麼知道下輩子遇到的是你？」

男孩：「那你下輩子就試著問同樣的問題。」

✴ 後記：

　　臺北市消防弟兄裡有一位出名的大俠，除了身材很大隻以外，他的俠骨柔情、纖細的文筆更是為人所驚嘆。接著第一本令人佩服的著作之後，第二本書更是透過一篇篇工作中的故事，寫實的傳達了從一個緊急救護員眼中看到的人世間的悲歡離合。

　　在消防局緊急救護技術員的日常勤務中，車禍外傷勤務可以說是最常見的。往往在 119 救護車趕到現場時，路人們

總是站在旁邊圍觀，當 119 救護弟兄在操作外傷急救處置時，有些旁觀者會不斷催促救護人員趕快送醫，這其實有時候是不正確的觀念。

因為臺灣的機車事故占所有外傷病患的比例非常高，這樣的受傷病人很有可能在車禍撞擊瞬間造成了脊椎（尤其是頸椎）的傷害，如果沒有經過適當的保護與固定，之後移動時，受傷的脊椎萬一被魯莽的移動，就可能會造成二度傷害而影響到預後。

這篇故事是敘述一位酒醉的汽車駕駛，撞倒了一部機車上的兩位騎士，臺灣對於酒駕這件事情實在都太過縱容，應該要像某些進步國家一樣，加強取締處罰才是。在對岸大陸，酒醉駕車都一律拘留 14 天，一旦肇事就像是「無特定目的傷人或殺人未遂」，依公共危險罪刑責直接拘留至少一個月。

在急診室工作，有時候會因為繁忙的工作量，讓我們忽略了一些關懷人心的小細節；文章最後，大俠將兩位受傷的夫妻擔架推床併排，讓情侶在驚嚇傷痛之餘，可以互相安慰，在此也體會到大俠的愛心，值得我們在急診室工作時多多學習。

臺北市立聯合醫院和平婦幼院區急診醫學科主任 **簡立建醫師**

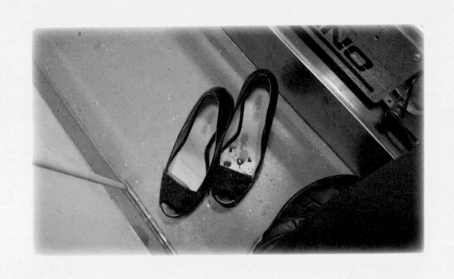

緊急救護任務

不只是份工作，還可以讓你消除業障，
不只是種技術，還可以讓你食欲大增，
不只是要熱忱，還可以讓你肝臟變硬，
不只是個責任，還可以讓你嗜血無懼。

房東

　　有一種房東，會提供冬暖夏涼的優渥環境，還供你吃、喝、拉、撒、睡的舒適生活，免費讓你先住，而且不會跟你收押金與房租，等你有錢之後再付就好，沒錢或不想付也沒關係，成本房東就自己吸收。

　　2014 年 5 月，某日早餐所化成的血糖與能量，在即將耗盡前的 11 點，肚子已經咕嚕作響，期待香噴噴的午餐到來，然後最不想期待的出勤警鈴就先響起來。接著每眨一次眼睛就是不同畫面的邁進，每喘一次呼吸就是閃過一部車子的前進，不用智商就能抵達報案地址，擔架床穿越熙來攘往的旅人與行李箱，站務人員的引導聲遠遠大過火車列次的廣播聲。等待專用電梯開門前的空檔，詢問站務人員患者情況，著急的說明患者在行進間的車廂內已經相當不舒服，所以預先向到站月臺求救。

　　遇到這麼好的房東，房客多半不會好好善待房間，不管心情如何，常常跺步、踢牆，此時房東不但默默忍受，還會隨時安撫房客情緒，只要房客沒事就好。

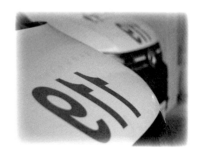

　　出了專用電梯後，月臺上盡是下車的旅客準備離開，繼續

由站務人員引導至車廂出口處，一名大腹便便的婦人，帶著猙獰的表情走了出來，每一步盡是吃力的跨著。走出車廂、步上月臺後，與車站內的護理人員二側攙扶，婦人嘗試走到專用電梯，不

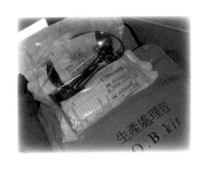

過就在她表示有解便感之後，已無法繼續行走，心想再往下走的話，要經過電梯間、一樓車站大廳、站外騎樓才能抵達救護車，這一路不僅距離遙遠，萬一突然急產，途中更不方便接生，於是就在月臺上請婦人躺下，請同事準備生產包。

像這麼有愛心的房東，不時會主動關心房客，擔心房客餓著，主動送食物給房客吃，房客似乎也沒得選擇的乖乖吃著，房東常常為了房客沒辦法好好吃、好好睡，而房客卻總是好好吃、好好睡。

「小姐，不好意思，我可能需要檢查一下您的產道。」婦人

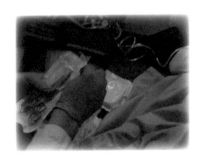

似乎也知道自己已經沒辦法再走了，緩緩的坐在地上後再慢慢躺下。

染紅的小褲也染在深色孕婦裝的裙內，腦子裡立馬調閱急產的急救流程，內心喃呢的想

38

著，如果生出來的話要呼吸道抽吸、夾臍帶、剪臍帶、擦拭、保暖……。請婦人稍微抬高臀部並脫下小褲之後，迎面而來的羊水腥味與三至四指幅寬的頭頂已經在產道口。我請同事快點將生產包拆開，小心翼翼的將最下層的布巾拉出來，避免裡面無菌包裝的器械掉出來。鋪好布巾後，再請同事幫婦人戴上氧氣面罩，並在手指上夾上血氧濃度計。

其實，房東擔心害怕的不是房客會不會繳房租，而是怕房客租約還沒到就自己搬出去，或者租約到期了又賴著不走，最後強制驅離時，可能連房東的老命都會葬送。

高跪在婦人兩個腳踝中間，視線餘光除了看見自己的鮪魚肚外，就是婦人先生緊握著太太的手。視線前方產道內的胎頭似乎沒什麼動靜，而婦人的呻吟聲卻沒那麼平靜，在剛剛的指示下，高鐵的站務人員陸續拿來了毛毯與溼紙巾，正當為婦人在肚子上蓋上毯子時，產道突然流出大量液體，接著胎頭就順勢產出。

右手在產道口扶住胎頭，左手在側邊接住了胎兒的臀部，同事迅速的遞了顆抽吸球給我，胎兒口中含著不少的羊水與胎脂，容積比例相對較大的抽吸球，一次就吸了不少液體出來，接連幾次的抽吸後，換鼻孔再吸一吸。

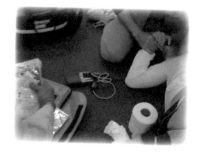

隨著租約即將到期，房東與房客常顯得焦慮不安，因為房東與房客從來沒見過面，也因為簽約入住的是房東的另一半，有的房東會希望另一半趕快招租房客，有的則是另一半趁房東不注意的時候就將房子租出去了。

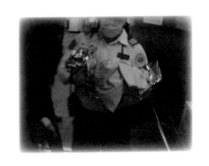

　　將抽吸球放在旁邊，順手接過同事拿來的臍帶夾，分別在產道口與胎兒肚子各約 10 公分處夾上臍帶夾，胎兒全身依舊沾滿了羊水與胎脂，我拆開周圍灑滿一地的溼紙巾包裝袋，這個男人生平第一次被洗澡，他萬萬也想不到是個男的幫他擦的。

　　觀察一下婦人似乎已經無力癱在地上，從產道口延伸出來的臍帶長度並不長，若將胎兒放在媽媽的肚子讓媽媽抱著，臍帶長度也只能延伸至下腹部，媽媽的手應該也無力再伸直護住，所以我們決定現場剪臍。同事再次小心翼翼的將無菌彎盆裡的剪刀傳給我，再次確認臍帶夾有確實固定，自以為廚藝不差的我，剪下去時臍帶竟然差點滑出剪刀，可見臍帶真的比豬大腸還要柔韌。

　　將胎兒放在布巾中間包好，拆開了生產包內的錫箔紙，再包在布巾外圍，以確保胎兒不會失溫。而抱起小孩的當下，其實沒有什麼迎接新生命的雀躍或感動之類的，只擔心胎兒正不正常。我們迅速評估胎兒的外觀活動力、呼吸動能力、膚色體循環等，

還好胎兒生理反應狀況良好。另外，同事也評估了婦人的生命徵象，除了脈搏快了點之外並無異常。由於婦人需要由人搬運，所以同事與站務人員一同用搬運軟墊，由電扶梯將婦人搬至一樓電梯口的擔架床上，而我就抱著小孩，跟一名站務人員搭電梯上樓至車站大廳。

車站外面下著小雨，將布巾稍微蓋著胎兒的臉之後，快步跑向救護車內，重新評估一下胎兒的生理反應，同時等婦人在擔架床上被推進車內。同事在開車途中用無線電呼叫救指中心，請醫院準備接手新生兒，這時才慢慢覺得鬆了一口氣，回想短短十幾分鐘的過程如此緊張與緊湊，絕無冷場。

到院繼續抱著新生兒到產房，產房內大批人馬等著我們到來，護理師指示將新生兒放在一張平臺上。護理師學姊開口第一句話就是：「你沒當過爸爸喔！看你抱小孩的方式就知道了。」哇靠！我已經盡量裝得很厲害了，還被你識破喔！

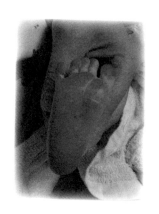

如釋重負的走出產房，迎面而來的是眼眶泛著淚光的爸爸，伸手過來握著我還沒甩乾的右手，拚命答謝，每個謝字都在哽咽中帶點顫抖；另一隻手拍著他的肩膀恭喜他的同時，也擦乾了我的左手。不一會兒，爸爸又跑去找另一名同事致謝。我想，他萬萬也想不到，他

的小孩是在月臺上被 119 救護人員接生的，當然我也萬萬想不到，突然在月臺就接生了一個小孩。

在產房外寫完救護紀錄表準備離開時，爸爸邀請我們跟他一起在產房外面合照留念，彼此都是一個刺激又震撼的經驗回憶。

房東出租房子，每次簽約住房大約十個月，原則上都會在到期前後一週退租，房東都辛苦的帶著房子到處跑，因為要工作才能把房子顧好，才不會讓房客餓著。

出租期間無怨無悔，只希望房客平安入住，健康退房。而房租總是在退房的十幾、二十年後才會開始繳，好的房客也許十幾年後就會開始繳，然後繳一輩子，繳到房東不在；壞的房客也許一輩子都不會繳，甚至繼續當房客讓房東養，然後養一輩子，養到房東不在。

每個人都要抱著感恩的心，感謝曾經供你免費吃住十個月的房東，忍受你住房期間的情緒，配合你的需求改變自己的體質，承擔出租期間可能面臨的病痛風險，只希望你能健康退房。房東要的不一定是錢，而是關懷、陪伴、聯繫，還有一顆孝順的心。

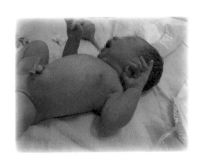

【民視新聞】臺北車站月臺
第二位高鐵寶寶報到報導：

✳ 後記：

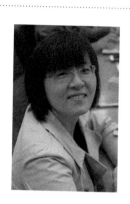

在院外生產新生兒的照護，對於小兒科醫護人員最擔心的是感染和失溫，因為在院外無法比照醫院產房的環境規格，確保接生過程都維持無菌狀態，再加上新生兒對於體溫調節能力較差，極易受外界環境的影響而導致低體溫。

本案小朋友抵院後，經追蹤初步評估出生體重 3124 公克，是個活力十足的小子，大家都笑著說因為活力太旺，所以急著出來見見世面。一般在足月的狀況下，出生體重足夠、活力十足的急產新生兒，通常不會有嚴重的後遺症。

因此，醫院端的處理主要著重於觀察是否有感染的跡象，而這位小朋友在新生兒中重度病房中觀察 3 天後，果然順利出院回家。

臺大醫院急診醫學部主治醫師 **劉越萍醫師**

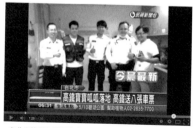

台北車站月台 第二位高鐵寶寶報到 - 民視新聞

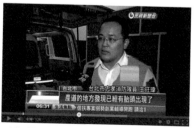

台北車站月台 第二位高鐵寶寶報到 - 民視新聞

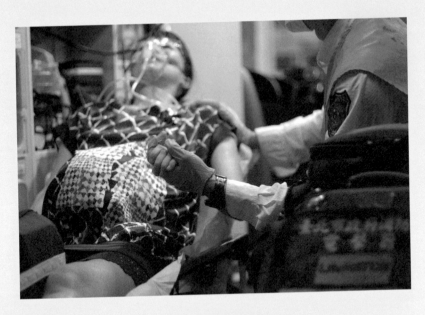

母親節快樂

有一種人，

所給予的無己無私，

所陪伴的無恐無懼，

所付出的無怨無悔，

可以接受未知面對，可以隨時放下一切，

忍受著生活的改變，承受著生命的風險，

那就是——母親。

祝全天下的媽媽母親節快樂！

母親節

再平常不過的一個小車禍，再簡單不過的處理程序，再單純不過的發生原因。

一點點的小雨，天空一點點陰，在救護車裡遠遠看見一位傷者抿著嘴巴，看著我們緩緩駛近，看見受傷小姐一個人靜靜的坐在路旁，還沒下車前小姐對著我苦苦的微笑，下車後很客氣的跟我說她腳很痛。

「小姐，你頭有撞到嗎？脖子、肩膀會覺得痠痛嗎？覺得頭暈想吐嗎？」我用筆燈一邊檢查瞳孔、一邊詢問著。

「我沒有摔車跌倒，只是腳受傷，很痛而已。」小姐因為疼痛，一字一字慢慢的說著。

「小姐，你的傷口很深，你剛剛騎機車怎麼受傷的？」拉開她的雨衣，看著又深又髒的傷口。

「我看見路口已經閃黃燈，我就停了下來，後面一部要搶黃燈的機車從我左邊衝過去，靠得很近，那部機車不知道是什麼東西，從我撐住機車的左腳踝附近擦了過去，就好痛好痛。」小姐忍痛說明了經過。

「那你怎麼到路邊的？」一邊問一邊聽她的呼吸有沒有異常，似乎胸口與呼吸情況都還好。

「還不知道發生什麼事，只知道左腳很痛，就用右腳撐地慢

慢的將機車騎到路旁，忍痛停好機車坐在地上，翻開雨衣之後才知道流了這麼多的血，想站卻已經站不起來，就打了 119。」小姐一邊說明一邊夾雜著疼痛的呻吟聲，因為我已經在沖洗她的傷口了。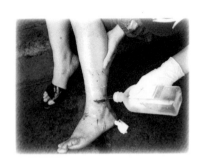

「你傷口很深也很髒，可能是被那部機車側面的突出車殼部分劃傷，需要到醫院縫合，我只能幫你清表面的污漬和暫時止血，你還可以站嗎？還是我拉擔架床讓你躺上車？」

「謝謝你們，我應該可以走，我走上救護車就可以了。」小姐一跛一跛的踏進救護車。

幫小姐扶上車後，同事幫忙將她的機車停好，我則是撿拾從她機車踏板上掉落下來的東西。不難辨識的是蛋糕禮盒，同一個地方買的蛋糕，但是分別用三個提袋個別裝著，有一個被壓扁了一半，但我想裡面應該是毀了吧！

也許她的腳還在痛吧！眼角泛著淚光，她坐臥在擔架床上，按著電話，好像在發簡訊。

「小姐，你的三盒蛋糕我幫你拿上來了。」她被我突如其來的背後聲音嚇了一跳。

「嗯！謝謝你，有壞掉嗎？」她躺在擔架上，不容易完整看見我放在車內的東西。

　　上了車，車子緩緩離開現場，她似乎還滿擔心她的蛋糕，若是我，我也會關心我的食物還可不可以吃。但是看那不是很便宜的蛋糕禮盒，她應該捨不得就這樣被糟蹋掉了吧！

　　「小姐，有一盒被壓到了，其他兩盒都沒事。」壓扁的那盒噴出了濃濃的起司香味，真是讓我受不了。

　　「喔！那還好，那盒我自己吃就好了，其他兩盒是要送人的。」小姐靦腆的回答。

　　救護車到了醫院，我們跟外科醫生交接著現場情況與剛剛的處理情形。掀開了之前蓋上厚厚的紗布，乾掉的傷口隱約又開始滲血，麻醉藥似乎無法麻醉到所有皮膚組織，醫生用清傷口的小牙刷開始刷傷口，可以聽見她壓抑著尖叫，不想在陌生的急診室失態，而我必須鬆開被她緊握的手掌，因為我要歸隊了。

　　離開前，再跟那位三十多歲的小姐說：「忍耐點，這位醫生人很好，他會幫你把傷口縫得很漂亮，麻藥打太多，對傷口癒合也不好，所以要加油。母親節快樂！」

　　在車上回想著剛剛送醫途中的對話，那位小姐的開朗、樂觀與堅強。

　　「你那其他兩盒是要送朋友的嗎？」好奇的問著她，其實是想問她哪裡買的，因為好香。

　　「不是要送朋友的，我一盒是要幫我婆婆過母親節，另一盒

是要幫我媽媽過母親節，因為我小孩還很小，所以我多買一盒要給自己過母親節。」

再平常不過的一場小車禍，再單純不過的發生原因，只是發生在母親節前夕，一個媽媽讓二個媽媽過著特別感動的母親節。

 ## 後記：科技始終來自於人性

緊急醫療系統是醫療體系的第一道防線，緊急救護員則是民眾就醫的天使保母。近年來，臺灣的醫療體系一直為國內外專家及民眾所信賴與讚揚，其中，緊急醫療系統的發展居功厥偉，尤其在民眾生命品質越益提高的今日，許多疾病或外傷所造成的存活率以及存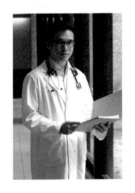活品質，在到達醫院前就已經決定了大半，因此，遇到專業技能高超的緊急救護員，是民眾就醫的保障。

然而，醫療科技是冰冷的，唯有醫病互動才能夠讓醫療

行為有了溫度。除了緊急救護的高超技能外，珏瑋的字裡行間要傳達的，則是醫療行為中最迷人的部分——人性的互動與體驗。高超的醫療技術能夠讓民眾感到安心，而醫療行為中的人性關懷更能讓民眾感動。

科技的日新月異讓我們常常把鎂光燈聚焦在光鮮亮麗的儀器技術上，但從珏瑋的文筆中，我們再次感受到醫病互動中最觸動人心的那一面，這能讓冰冷冷的聽診器，瞬間變成溫暖的互動與關懷。

現今臺灣的醫療科技突飛猛進，但是醫病關係並沒有隨著科技進步更為融洽，我想珏瑋的文章能夠找回醫療行為中漸漸被漠視但卻充滿熱情跟溫度的那部分，讓醫療專業人員與民眾的關係與溝通更加緊密。

其實我常常在想，從事醫療事業，除了能夠精進醫療技能、享受自助助人的快樂以外，醫療人員有「特權」透過來自各行各業民眾所分享的人生經驗，進行反思與體驗，不必凡事都要自己的人生經歷過，卻能體會人生的喜怒哀樂，進而增長人生的智慧。

我猜，珏瑋跑完這趟救護的第一件事情，應該就是打電話跟他媽媽說聲：「母親節快樂！」

臺大醫院教學部急診醫學部 **楊志偉醫師**

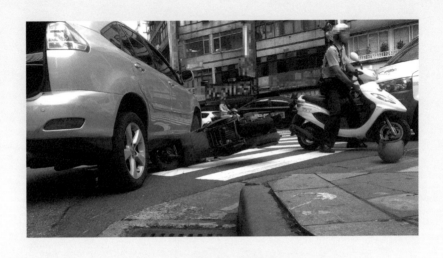

右轉的奧義

右轉的汽車要注意，右邊有沒有機車鑽出來，
右轉的機車要注意，左邊有沒有汽車靠過來。
因為你不會知道，機車的壓車技術有多爛，
而你也不會知道，汽車會不會彎上紅線道。

造物者賦予人類能掌握的速度只有雙腿，
任何媒介的加速都已經超出極限，
猶如陷自己於致命邊緣，
所以，
輕忽，一念間，逝去，一瞬間。

一口氣

表達，是說完想說的話重要，還是讓別人聽懂重要？
往往，懂這個道理的很多，而能做到的卻很少。

「他剛剛還跟我通電話，為什麼現在已經在急救了？」太太不敢相信的在急救室外詢問。

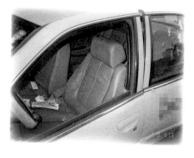

「太太，我們再次回到現場時，你先生已經快沒有呼吸了，我們一路上是用甦醒球強迫給氧到醫院的，醫生也很積極的在急救，你先坐一下。」額頭的汗，發抖的手，一口氣回答完太太的問題，繼續喘。

下午的交通離峰時間，臺北市的四米或八米寬道路依舊是車水馬龍，警報器與警示燈很不公平的只能嚇唬有良知的車輛駕駛禮讓救護車。

救護車還沒抵達現場前，遠遠的就看見有一輛汽車在機車道上冒著白煙，逐漸靠近時，聽見兩位駕駛呼天搶地的大吵，兩輛追撞的車子，車頭、車尾變形斜擺著。同事停車前我放下車窗，兩位駕駛憤怒的煙硝似乎已經飄了過來，我伸手抓了車上的無線電：「請兩號 (註1) 通知員警到場支援，現場有糾紛。」

「兩號收到，同仁請注意自身安全，兩號已經通知了。」

提著急救包再抓了一只頸圈走過去，我站在兩位關係人旁邊卻沒人理我，「請問一下，兩輛車上就只有你們兩位駕駛嗎？」

　　「請問一下，你們有誰不舒服嗎？」引擎蓋冒出的的水蒸氣，像是助長了他們兩個的怒火，也壓過了我親切的詢問。

　　「我沒事！」「我也沒事！」兩個人就這樣一搭一唱回答我。

　　「我打110，警察怎麼還沒來？救護車來幹嘛！」其中一位計程車駕駛氣呼呼的鬼叫著。

　　「先生，不好意思，你打110通報車禍的話，110勤務中心一樣會同步通知119的救護車過來，看有沒有人受傷，交通警察可能都在處理其他的事故，等一下就會過來了。」

　　「他把我車撞成這樣，要趕快處理啊！」

　　「什麼我撞的？明明就是有人要搭車，你突然切到慢車道，誰來得及煞車啊！」

　　我站在那裡似乎是多餘的了，而同事前往確認他們車上都沒有其他的乘客，感謝引擎蓋內飄出的刺鼻白煙，漸漸驅散了旁邊圍觀的民眾。同事再去拿了救護紀錄表過來，要請雙方當事者簽署拒絕送醫。雙方臉紅脖子粗的爭執中，也不願意讓我們做進一步的評估檢查，只要他們不要打起來就好了。

　　然而我發現計程車司機在吵架的時候，熟悉的髒話裡好像都會漏幾個字，上氣接不了下氣的繼續罵。而自用車司機就趁勢完整的罵回去，計程車駕駛更是火大，但想再罵卻使不上力。我跟同事都覺得有點異常，於是再走過去叫他們兩個人閉嘴。

　　「被撞的時候你有綁安全帶嗎？」同事直接問計程車駕駛。

「什麼我撞他，是他隨意變換車道的。」

「叫你先不要吵是聽不懂嗎？」自用車駕駛被我怒目的眼神及語氣給嚇住。

「我停好車後才解開安全帶，準備開後車廂要幫客人搬行李，然後他就撞上來了。」計程車駕駛氣憤的繼續說著。

「你的胸口有撞到方向盤嗎？」同事繼續問著。

「有啊！就是很痛，而且一看到我的車尾都被撞爛了，更火大啊！」司機還是很喘的回答。

「我建議你還是去醫院一趟，你現在的呼吸有點異常。」

「不用啦！我生氣的時候都是這樣子的啦！我休息一下就好了，有事我自己負責，不是都有簽名了嗎？」司機眼見交通警察已經到了，就過去開始理論。

「學長，這個計程車司機呼吸怪怪的，但他簽屬拒絕送醫了，請你還是多留意一下，他堅持不就醫我們也沒辦法，有什麼事再趕快通報我們。」交通警察學長聽我這樣一說，也有點緊張。

「你們不能強制送醫嗎？」交警學長懊惱的問著。

「中華民國沒有一條法律允許我們在懷疑及告知患者有生命危險但還沒有發生時，可以強制送醫。」我很誠懇並帶著微笑的回答學長。

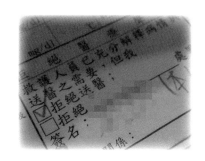

救護車才剛離開現場,駛離第一個轉彎進入塞車的車陣當中,車內無線電馬上傳來現場有狀況發生,救指中心請我們立刻返回上一趟報案地點。

「剛剛的現場,請你們再趕回去,現場有人昏倒了。」我趕緊將車內超大聲的音樂關閉,回答救指中心傳來的訊息。

「收到了,我們再趕回去!目前塞車中,先跟兩號報備。」我將無線電話筒掛回面板上,與同事四目對望了一下,心知肚明發生了什麼事,然而再回到現場,已經是好幾分鐘之後的事了。

「氣胸」是一種胸部創傷常見的症狀之一,隨著症狀惡化與未接受積極治療,會逐漸發展成「張力性氣胸」,於數分鐘內會有生命危險。氣胸最明顯的症狀就是「喘」,呼吸型態表現為逐漸淺快呼吸,每一口氣均吸氣不深的連續呼吸,患者本身會感覺吸不到空氣、胸悶,臉色呈現蒼白缺氧現象,當臉色、嘴唇發紺(呈紫黑色)時,其症狀已經相當危急了。

氣胸從外觀整體上看不出什麼明顯的異常,尤其是剛發生的時候,有時胸部會有瘀傷、紅腫可以懷疑有氣胸的可能,但由於常常被衣物給遮蔽,即使有這些傷痕,第一時間也不容易被察覺。有些胸部受到創傷(如頓傷、挫傷、壓傷),皮膚沒有

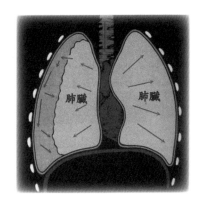

任何的痕跡表現，若患者意識不清或是沒能詳細表達胸部剛剛發生過創傷，甚至身體上有其他明顯的疼痛而掩蓋掉胸口不適的表達，常常會在第一時間忽略掉氣胸傷害的逐漸形成。

簡單來說，氣胸就是肺臟有破洞、裂開、洩氣。可以想像一下，肺臟器官就像是氣囊一樣埋在胸部的密閉空間內，肺的擴張與縮小，其密閉空間也跟著擴張與縮小，肺臟的外壁與密閉空間的內壁緊緊貼著，中間只有一層薄薄的潤滑液而已。

當肺部受到外力傷害時，氣囊產生破洞或裂開，氣體就會往肺臟外壁與密閉空間內壁中的間隙跑，潤滑液的空間就會有空氣。因自主呼吸使空氣繼續洩漏至氣囊（肺臟）外。而氣體往氣囊外洩的同時，氣體仍舊在胸部的密閉空間內，所以隨著外洩的氣體增加，原本只有潤滑液的密閉空間充滿了空氣，氣囊（肺臟）就會被壓垮，而肺臟可能被壓縮成原來的一半甚至三分之一，使整個肺功能效能降低甚至喪失，進而大腦缺氧造成致命。

太太不敢置信，在急救室外詢問剛剛發生的事情，家屬被擋在急救室外，而我進去再看看病人情形時，醫生詢問我們怎麼沒有早一點送過來，我就跟醫生說：「患者第一時間拒絕送醫，因為現場車禍有糾紛。」醫生皮笑肉不笑的點頭懂了。

「目前有沒有生命危險？」我看著一百多下的心跳，轉頭問了醫生。

「植物人跟弱智，二選一。」醫生看著抽血報告回答我，畢竟缺氧太久了。

走出急救室的電動門，眼前已經是一票著急的家屬從四處趕來，身後的電動門關閉後，隱約聽見人工呼吸器已經接上正在打氣的聲音。

一位家屬有點不客氣的詢問：「為什麼剛剛不馬上送來醫院？」聽他的詢問，似乎不太認同同事跟他們的解釋。救護紀錄表在我手中，我不想再多費口舌，走進那一群家屬當中，不難判斷這群家屬中誰說話最有分量，很客氣的向那位家屬解釋患者當時的情況，還有患者的拒送簽字。圍觀的家屬裡已經有人啜泣的呢喃：「他為什麼都要這麼衝？」

衝動之後必有後悔，這是永遠不變的道理。

常常聽人家說：「就是嚥不下這口氣！」然而有多少人為了這一口氣，葬送了自己的未來，也害了別人的一輩子。許多事情爭贏了又如何？爭輸了又會怎樣？這樣的病人與後來的家屬，也感受到他們自己的家庭教育，似乎這場車禍不管發生在他們之中任何一個人身上，就一定會換誰躺在那裡。

隨著成長，好多事情漸漸的與世不爭，雖然還沒有達到「與世無爭」的境界，但有時放手讓別人去搶，才能看見更多不搶的人，才能認識更多不爭的人，這些人大多是好人，更容易知足，也才能體會什麼叫做「人到無求品自高」。

（註1）兩號：消防局救災救護指揮中心的無線電代號。

✳ 後記：

　　當肺臟「破洞」時，也就是「氣胸」發生時，氣體堆積在肺臟與胸壁之間的肋膜腔，擠壓如海綿般的肺臟，使得人體無法有效進行氣體交換。

　　病人一開始可能會胸悶、胸痛、呼吸急促，當進展至張力性氣胸時，也就是整個肺臟完全被壓扁時，病患會呈現低血氧、阻塞性休克，甚至是心跳停止，若發生上述情形時應立即就醫，切勿延遲。

　　臨床醫師一旦診斷氣胸發生，會立即幫病人急救插胸管，將累積在肋膜腔的氣體引流至體外，讓肺臟能夠再度恢復彈性，進行有效的呼吸換氣，避免身體器官與大腦缺氧，而造成終身不可逆的器官損傷。

　　氣胸緩解後，建議戒菸，且避免劇烈運動。另外，至少兩個星期內不要進行會有氣壓改變的活動，例如搭飛機或是潛水，否則容易氣胸復發。一旦胸痛或是呼吸急促等症狀產生，需盡速就醫接受診斷與治療。

臺北醫學大學附設醫院急診醫學科 **王安怡醫師**

追求與離開

追求到一個心儀的人，多少人是靠勇氣與毅力，
有些人是剛好彼此默契，少數人是不費吹灰之力。

要離開一個不捨的人，少數人可不費吹灰之力，
有些人是因為彼此默契，多少人是靠勇氣與毅力。

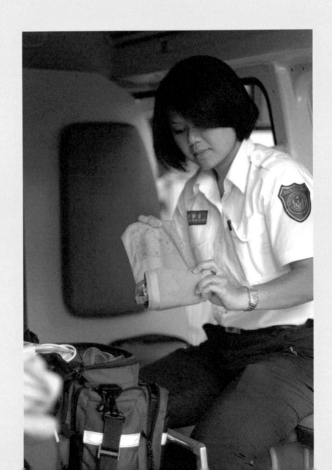

寵愛

「你起來啦！等一下我怎麼回家！」女孩一直對男孩叫著。

「鑰匙在哪裡？你有沒有帶在身上？」女孩試著伸手摸男孩的口袋。

「我不太會騎車！你趕快起來啦！」女孩持續任性的聲音。

「我沒有帶錢啦！你有聽見我說的嗎？」

臺北市的市民大道，可稱為機車奪命道一點也不為過。筆直的路段裡有著間隔遙遠的紅綠燈，只要是正常的人類一定會有加速的欲望。沿途幾間百貨公司與穿插著幾間精品美食店，多少型男辣妹會在騎樓唯美的漫步與等待，只要是健康的人類一定會轉移注意力。

左側不時出現的迴轉道，則像是深海鰻魚一樣，從洞穴中迅速竄出頭來吃掉經過的食物，只是迴轉道竄出的車頭是把直行車撞飛；而右側行人紅磚道與車道間，會有店家私設的三角鐵架當緩坡，像是詭雷般的等著安分靠邊騎的機車中計，只是這個詭雷不會爆炸，而是讓一堆車全倒。

「對面車道有部救護車在忙，要不要過去看看？」剛剛脫掉口罩、手套，再拉出新的口罩、手套戴著，也幫駕駛拿了一雙手套丟到方向內盤儀表板上，同事準備開始加速。

「兩號、兩號，華山 91 (註1) 呼叫，現場傷者二名請加派支

援……」我心想，不會吧！真的需要幫忙了，華山的救護車無線電還喊得那麼急。

「忠孝97，兩號呼叫，你們位置現在在哪裡？」我手套才剛戴到一半，一隻手有十根手指頭似的抓起無線電話筒。

「忠孝97回答兩號，目前在市民大道上歸隊途中，請問是否是要支援華山91的案件？」

「正確，請你們立刻趕往，傷者有兩名。」同事在我旋開警報器的開關後，儀表板上的引擎轉速錶從2000馬上變成6000，十根手指變回五根手指之後，趕快喝掉剩下不多的烏龍綠。

「我那杯幫我扶好，別打翻了。」

「你的還沒插吸管，不會流出來啦！」

在迴轉道甩尾的同事跟我一樣，在乎的都是自己的飲料。

迴轉到了對向車道時，沒有因為轉彎而減速的輪胎與柏油路磨出了打滑聲，車道內亂竄的機車，聽見這種即將失控的救護車加速聲都不敢造次，乖乖放慢在車道旁。當喊著無線電跟救指中心回報抵達現場的同時，視線餘光看見瞬間已經喝空的飲料杯滾向擋風玻璃旁。才剛撥開車門的開關把手，緊急煞車的慣性幫我把車門開得好大。

「珏瑋學長，那女的我看過了，下肢有點異位，但其他都還好，可不可以先過來幫我看這個？」華山91的同事迅速說明著病患情形。而一男一女躺在路旁，女性傷者才喊痛的時候我就離

開了。

「我過去看看。」還沒喝到烏龍綠的同事，開始評估與處理女傷患。

「學長，他剛剛還在問他女朋友有沒有事，但現在說話開始有氣無力了！」學弟一邊幫男患者上頸圈一邊說明。

「他的安全帽是你剛剛幫他脫的還是撞掉的？」問著學弟再看著有點遠的半罩烏龜安全帽。

「我們到的時候他就沒戴安全帽了，他的下肢比女的還嚴重，我們先固定他的下半身，學長你翻病人身體的時候要注意一下。」學弟把初步評估的狀況詳細說明。

身為 EMT 最驕傲也最可憐的地方，就是替患者施作頭頸部固定術，跪趴在柏油路操作就算了，屁股何時被往來的高速車輛撞掉都不知道。

兩部在大馬路上咆哮的救護車，震撼著車水馬龍的市民大道，身上的無線電聽著華山 91 回報勤務中心傷者有兩名，請醫院預作準備。車上的女性患者嚷嚷著腳有多痛，還有擔心身上的擦傷會不會留下疤痕，最後順便再罵一下讓他摔車的男友。

到院前，又聽見華山 91 無線電回報著患者意識逐漸不清，到了急診門口，護理師從車外打開了我的救護車門，直問：「沒

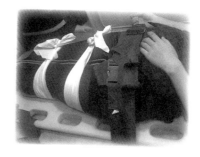

意識了嗎？」

「那是另一部車，不是我這部。」我說完後，護理師馬上掉頭去評估已經推下車的男性患者。

剛剛一口氣吸完掉半杯加冰加糖的烏龍綠茶，後腦還在痛。

「等一下先推去照 CT (註2)。」急診醫師囑咐著護理師後，開始詢問著現場情況。

「我男朋友在哪？我要跟他說話。」女性患者嚷嚷著。

「小姐，你先安靜，我幫你把定床推到他旁邊。」有些任性的用字，可以理解他們的相處方式。

「你起來啦！等一下我怎麼回家！」女孩一直對男孩叫著。

「鑰匙在哪裡？你有沒有帶在身上？」女孩試著伸手摸男孩

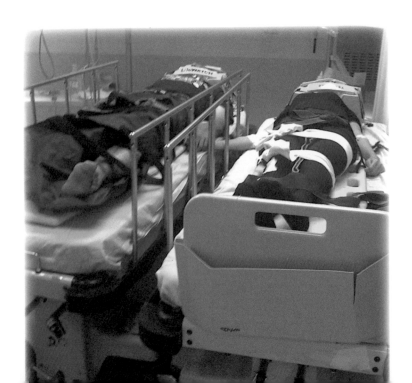

的口袋。

「我不太會騎車！你趕快起來啦！」女孩持續任性的聲音。

「我沒有帶錢！你有聽見我說的嗎？」

「答應我……」男孩緩緩的牽著女孩伸過去的手，使勁的握著，輕輕說著。

「我全身好痛，是我不好害你被撞，但是你要乖，以後要乖乖聽話好嗎？」

「珏瑋，幫我推男生過來，要去 CT ROOM（電腦斷層室）了。」護理師學姊吆喝著，而男生不知道已經被我推離了急救室，眼睛始終沒張開的繼續喃喃自語，對著女友說話。

「先生，你先不要說話，先好好休息，等一下要換床照電腦斷層，移動會痛，要忍耐一下。」

每每遇到骨盆骨折，可以感受得到在現場固定時，傷患的臉無不痛到臉色發白，這個案子追蹤後情況不是很樂觀，男生磨破褲子的位置與傷口深度及到院後的休克情況，研判他的骨盆應該累積了不少血。

不難猜測，那幸運的女孩即將失寵。在推往電腦斷層室的途中，男生一直交代著希望女生要早睡、要存錢、要幹嘛幹嘛的，直到換床的疼痛才驚覺已經離開急救室。

寵愛另一半的用心，闔著眼睛表達更顯得專注，沾著幾滴鮮血更顯得誠意，用氣音的口吻更顯得誠懇，忍著疼痛說完更顯得

憐憫。可以想像，那女孩也將收起她驕縱的嘟嘴與任性的字眼，還有一段漫長的不捨與懊悔要去面對。

寵愛，就是要寵壞。怎麼知道有沒有被寵壞？當另一半離開，就會明白。

「答應我……」男孩緩緩牽著女孩伸過去的手，使勁的握著，輕輕說著。

（註1）華山91：華山，消防分隊名稱。91，救護車代號，97亦同，如忠孝97。

（註2）CT：電腦斷層攝影（computed tomography，簡稱CT）。

✳ 後記

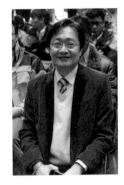

珍惜當下，感恩知足。

這個簡單的人生道理，常常在失去後，才能體悟。寵愛其實不是寵壞，但是沈浸在幸福甜蜜中，又有幾人能夠分辨？

在緊急醫療體系的我們，看過太多的悲歡離合；很清楚人生不能重來。我們雖然時時使盡全力，但願起死回生；但

畢竟只是凡夫俗子，未必真能如願。我們看似冷靜的外表，其實內藏著沸騰的熱血；而看著他人種種際遇，內心深處依然感觸萬千。

珏瑋大師再次執筆，幾段小故事，卻是意義深遠。有幸受邀提筆，為「寵愛」下個註腳：

別以為夕陽西下後，總有旭日東升。

沒有人知道，地球會不會在下一秒停止轉動。

有關本件車禍案件，屬於常見的機車騎士骨盆骨折。骨盆腔外傷一直是創傷學最大的挑戰，除了骨折屬於骨科，又常涉及 4G 問題（GI 胃腸科；GS 一般外科；GU 泌尿科；Gyn 婦產科）。由於該處富含靜脈叢，常常內部流血不止，需要放射科做血管攝影及栓塞止血。

一旦受傷疑有骨盆腔骨折，尤其在高速撞擊或高處墜落後，應以衣物、床單、長背板或其他方法綁緊固定，切勿輕率移動，以減少出血機率或速度。而涉及多科的骨盆腔外傷，自然需要多科合作良好的創傷團隊，才能達到最好的治療效果。當然，預防勝於治療，從事騎車、運動及工作，更應注重自身安全，萬勿涉險，長保平安。

新光吳火獅紀念醫院急診科主任 **王宗倫醫師**

當我還是很愛你的時候

Save 一個檔很容易，後悔了還可以去修改，

Save 一個人不容易，後悔了連另存都不行。

Delete 一個檔很容易，後悔了還可以在資源回收桶找回來，

Delete 一個人不容易，後悔了就沒有資源回收桶可以還原。

[Ctrl] + [C] 一個檔很容易，後悔了再去複製其他想要的就可以，

[Ctrl] + [C] 一個人不容易，後悔了就不可能再遇到同樣的人了。

所以，

當我還是很愛你的時候，請你珍惜我，不然我一定會非常難過，

當我決定愛別人的時候，請你忘掉我，不然我會捨不得你難過。

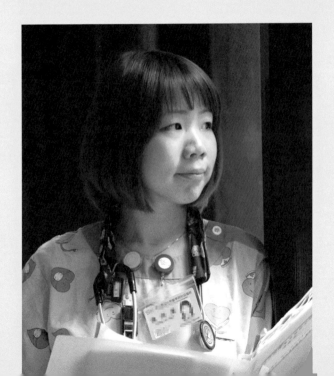

即將

> 逝去親人不捨的淚，感動著天，
> 老天爺會有所眷顧，而會讓你夢見。
> 失去情人不捨的淚，滴在黑夜，
> 老天爺不會去眷顧，也會讓你夢見。

「喟嘆式呼吸（Sighing Respiration）」顧名思義就像是嘆氣一樣，長吸一口氣後，經過一小段時間停滯，再一下子吐氣釋放掉。正常人在吸氣與吐氣之間是平順的交替，不會有所停滯。

而這類似的呼吸在人臨終時也會發生，只是一個長嘆之後常常接著一段「呼吸停止期（Apnea）」，過了十幾秒之後，又再一次出現這樣的呼吸，這種呼吸其實只是腦幹神經在死亡前殘餘的掙扎反應。

這樣的無效呼吸，常常讓家屬誤以為還有生命，只是伴隨期待而來的是殘酷的失落。這樣的無效呼吸也常常讓家屬第一時間以為老人家只是睡得比較沈，所以呼吸比較緩慢，等到完全沒有呼吸之後才驚覺事態嚴重。

因此，常常遇見我們稱之為「Morning Apnea」。這個用語一般可能查不到它的意思，「Morning」的意思是早晨、上午的意思，「Apnea」在醫學的

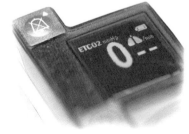

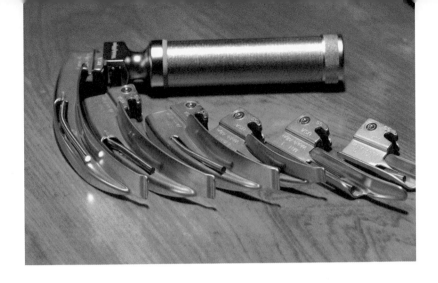

解釋名詞是窒息、呼吸暫停、呼吸停止之類的意思。「Morning Apnea」就是指清晨老人家平常起床的時間但遲遲叫不醒，我們到達現場之後，總是讓家屬猶豫不知道要不要急救。

遇到這樣的狀況，我還是會問問家屬，若要急救的話你的位置要讓給我，若要讓他安詳的走，你們可以繼續陪他，握著他的手。有些人覺得若不急救好像是大逆不道，怎麼可以就這樣放棄？有些人覺得急救時不知道也不管多少塑膠管將會往病人的身上插，直到好不容易恢復心跳了，又捨不得老人家忍受那些管子（氣管內管、鼻餵管、胸前大靜脈點滴管 CVP、導尿管，必要時還有胸管）插在身上的折磨，狀況很不穩定，隨時都得面臨下一次的急救，那又將是一場對老人家軀體的折磨。

心室顫動（VF）與心室頻脈（VT），這二種心臟節律是心臟停止前最後掙扎的心律，從心電圖上看見的，都是很大顫抖幅度的波型。剛發生的時候它們需要被立刻電擊然後繼續 CPR，家屬在急救室外看見這一幕是最不捨的，因為電影裡的急救電擊

感覺很刺激，然而看見自己親人真的被電擊時，家屬的心總是隨著電擊的瞬間同步糾結著。除了環境低溫的意外事件之外，隨著急救時間的延長，被救回來的機率就跟著降低，家屬常常以為救越久復活的機會就越高，所以越不輕易放棄急救。

這樣的呼吸與心律，對於新手的緊急救護技術員，在現場第一次面臨這樣的判斷，是一種很大的挑戰性。因為第一次評估可能沒有脈搏的真人，緊張的情形下都會感受到自己心臟的大力跳動，當指尖觸摸病人的頸動脈時，就不確定這個脈動是自己的還是病人的。而病人的呼吸又若有似無的喟嘆著，當這種喟嘆式呼吸若在一分鐘內多個一、兩下，幾乎跟正常呼吸沒什麼兩樣。

所以對於新手而言，決定要不要大膽的開始壓胸 CPR，尤其如果是在眾目睽睽之下，真的是一種很大的挑戰，因為可能要面臨誤判而延誤搶救時機的責任壓力。所以當我在指導新人的時候，一定都會跟他們說：「不要懷疑自己的判斷，大膽的執行。」

同樣的，若一般民眾遇到類似的情況，不管是對自己的親人或是陌生人，要大膽的進行壓胸，我想會是需要更大的勇氣。或是擔心將親人的胸骨壓斷，或是擔心誤判之下可能要面臨法律上的問題。

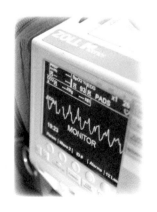

而無論如何，親人所呈現出來的，

一樣的慈祥一樣的沉睡，只是漸漸放慢的氣息，無法阻止的已經，沒人相信他即將永遠安靜。這樣的即將，像是聲音必定消失在空氣裡，緩緩變少的心音，無法改變的繼續，沒人知道他即將放手遠離。如此的進行，像是漣漪必定平靜在湖面裡。

　　關於急救，還是老話一句，只有做與不做，有做就是個契機，沒做就準備用紙錢摺紙飛機。為了救一個人而壓斷胸骨是絕對值得的，一個沒有呼吸心跳的病人，被 CPR 壓斷胸骨是一件很難以避免的事情，而且壓斷胸骨並不會如想像中的會刺進心臟或是肺裡。

　　《醫師法》第 28 條與《緊急醫療救護法》第 14-2 條明白表示，臨時施行急救者沒有法律上的責任，所以千萬不要輕易放棄任何急救的先機，一旦錯過了急救時機，喚不回的靈魂就將會像是湖中漣漪散去之後不能阻止的平靜。

　　而癌末、長期臥病在床的病人或是壽終正寢的老人，就不要急救了，那些就是器官衰竭的生命盡頭，所做的急救動作都只是

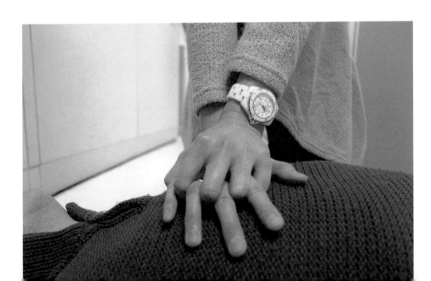

在增加禮儀師修補大體外觀時的工作量而已。很多生前明確表示不要急救的病人，往往到了當下，因為家屬忽然的不捨，讓病人遭受他們生前所不希望的折磨。

　　有一天我生了大病或是很老了，我要如何叫我的家屬放棄急救？是不是要交代，若是幫我急救，我會變成厲鬼找家屬算帳？若不幸我被救活之後，發現自己的「雞雞」被插了尿管，就不要再讓我死掉，不然我會化成惡魔，看是哪個晚輩要求急救的，我也不會讓他的「雞雞」好過。

　　若是發生意外，正在半生不死的急救，若有傷到臉或是要截肢才能救活的話，那也就不用麻煩了，處女座的人生就是要活得精采、死得漂亮，不是嗎？

　　有一種換氣叫做「無效呼吸」，因為它是肺臟的最後抽搐反應，它不能帶來多少氧氣，因為肺泡已經沒有交換氣體的能力。每分鐘不到四次的呼吸，是道別的言語，無聲的嘆息，內心明白即將平息，再也喚不回聲音，再也沒有下一口氣。

　　有一種顫動叫做「無效心律」，因為它是心臟的末期放電反應，它不能打出多少血液，因為心肌已經沒有收縮擠壓的能力。每分鐘超過百下的心律，是肉靈的分離，顫動的必須，內心清楚即將逝去，再也睜不開眼睛，再也沒有任何記憶。

✱ 後記：

　　對於突然而來的意外，需要決定要不要讓親人接受急救時，在某些情況下確實是個困難的抉擇，這樣的困難常常不在於理智面上的判斷，更在親情間的不捨。

　　而對於被期待可以急救挽回生命的救護技術員以及醫護人員而言，急救固然是件與死神搏鬥拉鋸的艱鉅任務，但是當面對一位疾病末期或是明顯年邁臥床的長者發生心臟停止時，詢問甚至建議家屬是否考慮放棄急救，卻是件比急救本身更困難的事。

　　其實在生死攸關的急迫時刻，對於任何有機會可以經由急救恢復生命徵象甚至意識的病人，救護技術員及醫護人員進行急救是不會有任何猶豫的，因為這就是他們的工作與熱忱所在。但是如果救護技術員會稍有遲疑的詢問您是否要讓病人接受心肺復甦術急救，如果不是病人已經明顯沒有救回來的機會，那就可能像是癌症末期等疾病或是長期臥床沒有意識的老人家，就算是有機會急救回來，對於原本就已經嚴重惡劣的疾病狀況，無異更是雪上加霜的一擊。

　　不久前，一個發生在社區家中的心臟停止病人，要經由急救之後意識清楚的存活出院，其實連百分之一的機會都沒有。不過隨著臺灣到院前救護系統的建立與急救復甦醫療的

進步，這樣的病人經由旁觀者、救護技術員、急診醫護及重症加護團隊的環環合作，而有比較高的存活機會。

但即使如此，以臺北市而言，扣掉外傷死亡與末期拒絕急救的病人，平均一百位到院前心臟停止的病人中，只有不到三位可以意識清楚的出院返家，其他絕大部分的病人都在後續急救或住院中死亡。而少數存活出院的病人，都難以避免心臟停止期間腦部缺血受傷的後遺症，不是處於深度昏迷的近植物人狀態，就是嚴重意識障礙無法自理生活，甚至必須仰賴呼吸器臥床。這些意識障礙的病人，不但沒有良好的生活品質，所需的醫療照護及人力，更常常對家人造成難以承受的經濟、體力負擔與心理壓力。

不過這些事實，就算是平常再清楚的民眾遇到了摯愛家人的突然猝死，往往也無法理智的思考，急救到底是不是對病人最好的選擇，除非之前家人就已經很清楚的討論過這樣的情況，了解病人的狀況已經處於生命盡頭（end of life）的最後一段路，或短或長但終究無法避免，無謂的急救不應該只是減少家人親屬不必要的不捨，而徒然增加病人生命盡頭過程中的痛楚與不堪。

放手，對於末期疾病或是長期臥床的老人家，其實是最溫柔的道別！

臺大醫院急診醫學部主治醫師 **陳世英醫師**

多麼想一個人

浮現了熟悉的聲音，告訴自己不可以，
閃過了段落的字句，告訴自己趕快停，
夜來了是風在低語，告訴自己快安靜，
快睡了只是獨角戲，告訴自己會忘記，
於是，
多想一個人，在閉眼之後看有多少笑容，
多愛一個人，在放手之後看有多少自由。

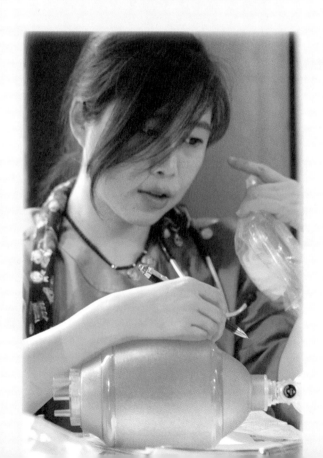

我的

你的單純，我的複雜。

可以跟我換點複雜嗎？能使你安全些，

可以跟你換點單純嗎？能使我安靜些。

清晨五點多，都市的破曉，沒有公雞的鬼叫，只有一位白髮蒼蒼老伯伯跌坐在路旁哀號。員警巡邏時停下來查看，發現他的腳踝跟額頭好像是跌傷了，安慰一下伯伯之後，用無線電呼叫110勤務中心，請119救指中心派救護車到場處理。

清晨五點多，分隊寢室裡有一對眼睛，在晨曦的微光裡睜看著床上天花板，只因為不久前撫摸過一條生命但卻抓不住他的靈魂，還在發呆的同時，又被出勤的警鈴與廣播給拉回現實。這個清晨我特別的安分，沒有讓救護車甩尾出車庫的揚長而去，而深紫的天空一下子就亮了。

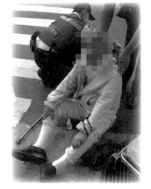

「你先下車，我把車子停前面一點。」同事抓著急救包先下車。

「他是什麼狀況？」把車停好之後，詢問著正在檢查伯伯的同事。

「伯伯從馬路要踏上紅磚道時，因為落差高度沒注意而絆倒了，眉毛有個撕裂傷。」同事一邊回答我，一邊安慰

著伯伯。

「要不要我回車上拿頸圈？」同事聽完我的詢問之後，再次問著伯伯脖子會不會痠？雙手指末梢會不會感覺麻麻的？

「我跌倒時頭有摔著，就跌坐著，腳跟頭很痛。」超重的外省鄉音，加上他疼痛發抖的聲音，我跟我同事額頭正冒出三條線聽不懂他在說什麼時，很資深的員警學長在旁邊立刻即時翻譯。

伯伯簡單的手提包包，還有一支陳年的老柺杖，跟著他跌坐在地上，看得出來大概是要出來散步運動的。伯伯壓痛的腳踝與流血的額頭，包紮止血與固定的同時，員警也幫忙將擔架拉到我們的身旁。

回想起一般的車禍或外傷的救護案件，總是聽著病人打電話聯絡誰到醫院陪他，或是在急診逐漸甦醒之後請我們幫忙先聯絡誰。但有時候會讓我感到訝異，從證件上的年齡與婚姻情形，大概知道應該會聯絡父母、夫妻、兒女或伴侶之類的，但實際上卻是要我們聯絡其他的人。唯一可以確定的是，聯絡的一定是可以信賴、依賴、陪伴的人。

從任何的表現，可以感覺到一個人在乎的人、事、物，尤其在是在第一時間的反應，例如想看電影的時候會想到誰？想吃大餐的時候會想到誰？開臉書網頁的時候會先去看誰？電話響起的時候希望會是誰？寂寞的時候會期盼誰出現？想哭的時候又是希望誰在身邊？

忙碌的急診室裡，即使在清晨，一樣的門庭若市，剛剛把救

護車駛離急診室門口停好後走了進來，同事正寫著救護紀錄表，伯伯床前貼了一張要拍 X 光的單子，我就去跟護理師打聲招呼：「學姊，我幫忙推伯伯去拍 X 光好了！」

「謝啦！拍完 X 光之後，再幫我抽伯伯的血喔！」學姊開心的吆喝著。

「拿雞排來換，我才要幫你抽。」推著伯伯遠離時，耳邊飛過一顆護理師丟過來的棉球。

「伯伯，你一早去運動啊？」放射師還在準備機器的空檔，我問著伯伯。

「是啊！一早就起來去走走，謝謝你喔！」雖然外省鄉音很重，但我還是聽得懂。

伯伯拍 X 光時，我詢問同事有沒有在伯伯身上找到其他的證件資料，可以聯絡得到他家人？醫院駐警走過來表示已經打電話到他家，他太太已經在趕來的路途中。X 光室裡不時傳來伯伯的哀號聲，可以想像伯伯的腳正在被翻身轉向拍各種角度的 X 光。陰暗的 X 光室加上沒人慰問的翻痛，伯伯一個人在裡面一定很落寞。

X 光放射室厚重的電動門緩緩開啟，可以想像的痛已經奪走了伯伯慈祥的笑容，滿頭大汗的他，讓我很不捨的趕快將他推出那陰暗的空間。

「伯伯，很痛喔？一定要照 X 光才能看你骨頭有沒有受傷，忍耐一下喔！再不舒服的話，我可以請醫生先幫你打止痛針。」我拚命的安慰伯伯，希望對他有點幫助。

「疼啊！剛剛好疼！」顫抖的聲音，我想，他的親人聽見一定比我不捨吧！

此時遠遠傳來一位中年婦女的著急聲，詢問駐警她先生在哪裡，駐警手指向我這邊後，慌張的婦人往我這裡跑來。「伯伯，你太太來看你了。」

「你怎麼啦！怎麼一早就出門了呢？怎麼不跟我說一聲呢？一早就接到醫院打來的電話，是要把我給嚇死是嗎？怎麼又亂跑了呢？就只會給我添麻煩。」婦人劈里啪啦的罵著，尷尬的我就站在病床旁，插不上半句話。

「太太，他只有腳踝跟額頭受傷，我們從腳底到小腿包起來是預防用的，你不用太擔心。」希望婦人不要太擔心。

伯伯閉著眼睛，兩隻手抓著兩旁的棉被，可以感受到腳踝應該還在隱隱作痛，不發一語靜靜聽著太太打電話罵大樓管理員。

此時，伯伯突然張開眼睛，頭緩緩的轉上我這一側，用微弱的聲音問我：「我的枴杖呢？」

「啊！在車上，我去拿，等我一下。」伯伯又閉上眼睛。

伯伯看見我準備把枴杖放在床底下時，虛弱的舉起手臂，要我就把枴杖放在床上，然後放下手撫摸著他的枴杖，隨後緩緩的把它拉進棉被裡。棉被鼓起來的形狀，看得出伯伯把枴杖握在胸口，對我微笑後又漸漸闔眼。

每個人一生中都有著很在乎的人、事、物，不管是心愛的東西還是人，不管是重要的事情還是難忘的回憶，情人會告訴臻愛

的人你是我的,吃東西的時候會告訴別人這是他愛吃的,嘴裡常常念著:我的包包、我的手機、我的小孩、我的枕頭,就像是小朋友不能放手的無敵鐵金鋼,或是每晚抱著睡覺的洋娃娃。

重要的定義與地位,也會隨著物換星移而改變,有可能變得更重要了,也有可能變得不需要了。曾經天長地久的誓言,有可能變成形同陌路的怨偶。明明當初很不容易才在一起,最後卻不能好好珍惜的走下去,曾經凡是晴天,而今處處風雨。但很多只是誤解與無法表達的認知差異,而斷了這可貴的緣分。

我們雖然不知道這位伯伯與太太相處得如何,但看得出來幾十年來的互動之後,重要的定義與地位,可能只有他的枴杖能勝任而已。

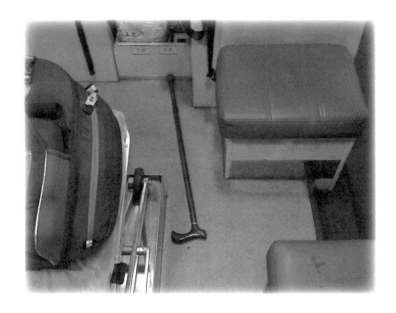

重機

當你跨上重機的那一刻，速度的定義已經改變，
當你打入一檔的那一刻，迅速的定義已經不同，
當你轉動油門的那一刻，轉速的定義已經調整，
當你放離合器的那一刻，風速的定義由你決定。

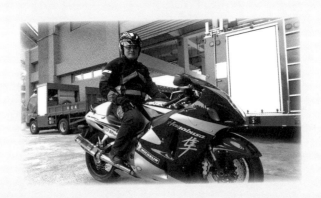

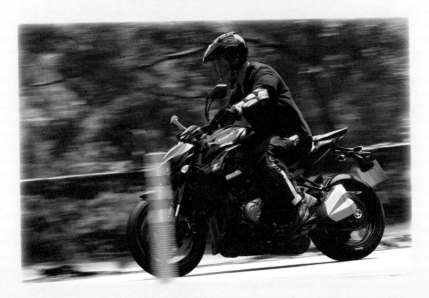

無辜的人

> 競速的遊戲規則很簡單，
> 速度決定生死，
> 生死決定對錯。

　　每每車禍的發生，總是在交通顛峰時刻上演，美美夕陽的天幕，總是有人仰馬翻的場景，趕下班的、趕回家的、趕補習的、趕電影的、趕包廂的，救護車也在這個時候湊上一腳，趕往救護現場的。

　　救護車抵達前，遠遠看見一輛車頭破碎的機車，騎士在機車周圍走動撿拾掉落物，而馬路旁坐著一位中年男子。我們下車後先去檢查路旁看似嚴重的患者，初步評估頸椎與呼吸沒有明顯異常，但為了安全，仍預防性的先幫他戴上頸圈。淺色的襯衫讓鮮血分布得更顯眼，而下肢開放性骨折，讓褲管溼答答的滴著血。顫抖低沈的哀號聲，可以感受到疼痛正在全身蔓延。將破損的褲管剪開後，發現開放性傷口沾滿了地上的砂石與污水，還有身上大面積擦傷也沾染著泥漬。

　　快速全身檢視後，立馬使用大量食鹽水沖洗傷口，而冰冷的食鹽水也讓他冷到發抖。骨折固定時，更讓男子斷斷續續的哀號，躺在長背板時無助的眼神望著天空，路人交頭接耳細數他的傷勢與無辜，只是行人過個馬路，卻遭此橫禍。

男子被固定在長背板上的現場，被沖洗用食鹽水空瓶與稀釋的血水包圍著，同事慰問著男子，用重複對方最後幾個字的安慰大爛招（例：患者：「我腳是不是斷了，好痛喔！」救護：「好痛喔！」），一直慰問關懷病患。

那位被千夫所指的機車騎士，一跛一跛的走到旁邊請我幫他看看，發現他臉上也是傷痕累累，除了流鼻血外，還握著自己剛吐出來的牙齒，仔細一看是位年輕人，也是受到驚嚇得語無倫次。但他想關心詢問中年男子的情況，語帶愧疚的問著那位先生現在如何？有沒有生命危險？頻頻向他道歉表示不是故意的。隨之男子的幾位友人趕來，看到年輕騎士就開始破口大罵，騎士也頻頻向男子的朋友一一道歉。

司空見慣的場景，只要友人別去追打騎士就好了。我與同事先將男子抬上擔架後，推進救護車內由同事繼續照顧，隨後再去處理騎士時，發現他腳踝腫了起來，應是被自己的機車壓到，似乎已經脫臼，還自己走到路旁。雙手掌也因為撐地滑行，造成不淺的擦傷與摩擦燙傷，他的疼痛程度應該不亞於行人的傷害，評估頸椎及其他軀幹無明顯嚴重傷害後，騎士表示不願意戴上頸圈與躺長背板。

當我要找沖洗用生理食鹽水時卻發現，整輛救護車只剩剛剛那半瓶，只好用剪刀劃開注射用生理食鹽水，幫他沖洗出手掌深度擦傷裡的砂石。騎士痛到紅了眼眶，而急救包內的紗布已經用完了，於是立馬再去車上抓幾包紗布與骨折固定護木來使用。

　　二位傷者都同時在一輛救護車內送醫。男子不再發抖，看著自己身上的血漬，而騎士則開始發抖的看著雙手與腳踝，騎士還問了男子要不要緊。到了急診室後，男子的家屬及友人趕來醫院，看見自己親人受傷的模樣，很不捨得的關懷慰問，而騎士卻是一個人坐在角落等待醫生看診。

　　現場記錄與初步調查結束的交通警察到了醫院，向我們詢問了雙方受傷的情況。此時男子的家屬與友人又過去向騎士咆哮怒罵，他只是過個馬路也無辜被撞成這樣，騎士仍低頭頻頻道歉。

　　而面貌斯文的交通警察學長，原本還很客氣的跟我交談，突然間臉色大變，過去斥責男子的家屬與友人不要在那裡咆哮，我當時心想，學長可能覺得在醫院大聲會吵到其他病人。不過他開始告訴家屬，有目擊者表示是行人違規直接穿越馬路，撞擊點在馬路中間，機車來不及煞車而撞上行人，機車摔出去之後又撞上了路旁準備駛離的汽車。汽車駕駛也目擊了行人穿越馬路的經過，並要來向行人求償。

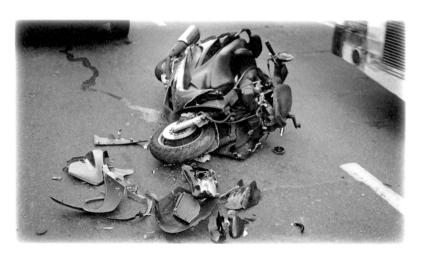

瞬間急診室內突然一陣安靜，換男子家屬與友人的頭漸漸低下去，騎士僅向警察點頭致意，因為疼痛到看不出終於逆襲的表情。抽痛的傷口讓騎士在診間裡泛出了淚滴，雙手的紗布抱著深色背包形成強烈的對比，包包內被摔壞的東西讓騎士看得很心疼，他將已經破損的包包輕輕放在地上，講完電話後緩緩握著刮花的手機，靜靜的深呼吸後，隨之閉上眼睛休息，直到被護理師親切的叫醒。

類似無辜的事件常常發生，急診室內總是會傳來家屬大聲斥喝：「是誰撞你的？」

好一點的會說：「怎麼會撞成這樣？」

只有極少數的人會先問：「對方有沒有事？」

多少人能理性的分辨是非，不是用結果來斷定對錯，而這位騎士的理性處事與風度雅量，不急於爭辯避免增加衝突，不在乎

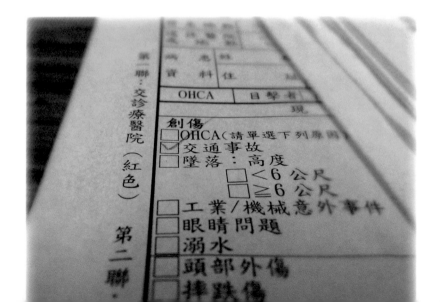

自身傷害先關心對方，實在少有的人品，這樣無辜的人，真的很值得被尊敬與學習。

✳ **後記：**

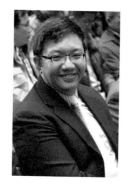

　　緊急救護中常見的車禍外傷場景，在確認現場環境及人員安全後，做好適當的安全防護後開始評估患者。

　　這樣的場景，對緊急救護技術員來說應該都不陌生，幾乎是每天上演多次的場景。若是現場有不只一名傷患，如何在最短的時間內快速評估傷患並做出適當的判斷及處置，除了熟練的救護技術以及足夠的救護知識以外，經驗的累積更是相當重要。

　　透過簡單的對話，可以快速的檢查患者意識狀態，也可評估「A」跟「B」（即呼吸道和呼吸）。

　　透過珏瑋敏銳的觀察及細膩的筆觸，常見的車禍外傷場景有了不同的視角，院前緊急救護不再只是單調的技術操作，而有了更加貼近人心的溫度。

馬偕紀念醫院急診醫學部 **謝尚霖醫師**

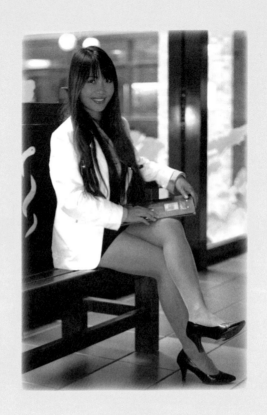

感受

駕駛技術的好壞，

不在於過彎與加速的精準，而是在於乘客舒不舒服。

烹飪食物的美味，

不在於火候與調味的控制，而是在於食客滿不滿意。

救治病患的成敗，

不在於呼吸與心跳的穩定，而是在於家屬開不開心。

愛一個人的深淺，

不在於付出與用心的程度，而是在於對方相不相信。

賴皮

時間，為記憶寫下標題，
記憶，讓時間刻骨銘心。

　　女生，是賴皮的動物，尤其是對爸爸、哥哥、老公、男朋友等，會發揮得更極致。因為寵愛，所以讓她耍可愛、耍無辜、耍憐憫的耍賴下去。

　　吵吵鬧鬧的情侶或夫妻中，不外乎總是分分合合相處下去，因為彼此的信念裡就是要永遠走下去，只要感覺還在，不會輕易去碰觸拆夥的臨界點，怎麼吵都是為了關心對方。

　　分分合合裡，一定會有人賴皮，賴皮哪些是在講氣話，賴皮哪些不是故意的。賴皮可以讓無理變合理，賴皮可以讓冷戰變枕頭戰，賴皮可以解決很多不知道該怎麼辦的問題，不管怎麼賴皮總是件好事，都是種溫馨與甜蜜，也是個繼續走下去的動力。

　　不愛讀書的我，卻喜歡去聽急診醫學的相關課程。在醫院的大講堂裡的災難醫學演講，講堂角落的黃金位置被早早就進來的我給占領，因為那種位置睡覺不容易被發現，想上廁所又方便直接離開，而且蹺課也可以閃得很安靜。已知下一節的課程是一些災難數字分析，將是枯燥且漫長的五十分鐘，絕對是睡覺的好時機，只可惜我沒有好好利用這個位置的「功能」。

「119大哥，你幫我看一下我妹妹，她有時候會嗜睡，還是都叫得醒，但這次我叫了很久也搖得很大力，她還是沒有醒，怎麼辦？」哥哥慌張的言語，從我們就護車抵達，就在狹小的梯間開始說明。

「你是她哥哥嗎？你妹妹現在很危急，我們要先急救。」哥哥被我嚴肅的語氣嚇得更慌張。

「你先CPR，我來準備電擊器跟氧氣。」同事打開電擊器與甦醒球連接氧氣的動作很大，哥哥看我大力的壓著他妹妹的胸口，驚嚇得不知所措。他看著妹妹哽咽著喃喃自語：「妹妹，你怎麼了，醒一下好不好？」

在大講堂角落的開放式書櫃裡，有一本厚厚的護理書籍，不想被災難統計分析的演講內容給催眠，就拿來翻看裡面的圖片，如漫畫般的翻頁，讀到了一篇讓我時光倒流的章節，裡面敘述著相關居家護理常識，腦子裡突然風雲變色雷雨交加的想起了一個救護案件。

一位哥哥每天幫妹妹在家準備很多醫療用具，常常陪妹妹到醫院學習一些儀器操作與居家護理。妹妹有時會不舒服而鬧脾氣，哥哥仍無怨無悔的繼續幫妹妹接好儀器，妹妹有時會一睡不醒，哥哥就要趕快叫救護車送去醫院。經過緊急處理，妹妹醒來之後都會跟哥哥說：「你不用擔心，我只是賴床而已。」

哥哥也會跟妹妹說：「以後不可以這樣賴皮。」

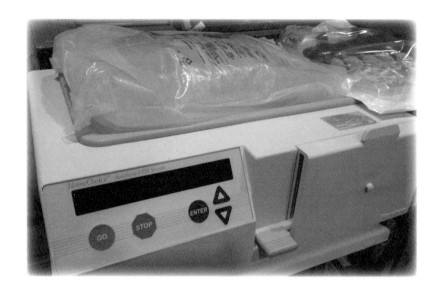

　　「換我來壓胸。」同事接手 CPR 後，我開始詢問哥哥有關
妹妹的病史。

　　「先生，你妹妹之前有什麼疾病？」我一邊收拾急救器材一
邊詢問。

　　「她從出生之後腎臟就一直不好，之前有去洗腎，現在在家
自己洗。」

　　「先生，你收拾一下東西，我們要去醫院了，妹妹的證件要
帶著。」我跟哥哥一邊講話、一邊搬病人。

　　「你發現多久了？」

　　「我一個小時前還有跟她通電話，她要我下班後買她喜歡吃
的東西回來，剛剛到家的時候就叫不醒了。」哥哥手中還提著湯
湯水水的麵食晚餐。

兄妹情深的對話，就像是腦海裡急救室畫面的背景旁白。在急診室裡，哥哥強忍的寧靜訴說著跟妹妹十幾年來的感情，妹妹的病情起伏不定，常常出現腹痛、嘔吐、發燒、突然喘起來等情形，有時失眠，有時一直嗜睡，先天的腎臟問題在上國中之後已經失去了應有的功能，妹妹症狀一來就會開始暴躁，情緒穩定之後就會靦腆的向哥哥賴皮道歉。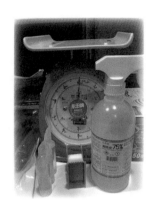

父母的離異，使得矮舊的違章建築成了他們兄妹倆的天地，妹妹的身體一天一天變虛，房間裡堆放著許多醫療消耗品，瓶瓶罐罐擺得很整齊，看得出哥哥照顧妹妹的用心。

「醫生，她最後一次跟家屬通話時間約在一個小時之前，先天腎臟病，有在家做 CAPD，我們在家裡已經開始 CPR 了。」到院後，我們跟醫生隔著病床交接病情，一起推進急救室內。

「多準備 Jusomin 三支！」還沒推進急救室前，醫生對著急救室的護理師喊著。

「腹膜透析（CAPD）」這個醫學專有名詞，很多人可能沒聽過，但對有些人而言，卻是一輩子都不會忘記的一個名詞。洗腎方式有兩種，一種是血液透析，另一種是腹膜透析，腹膜透析可以在家自己做，將一些簡單的管路與透析液放在家裡，定時定

量將透析液注入腹部小手術後的
一個洞口，經過一段時間後再將
透析液排出，也就是俗稱的「洗
肚子」。

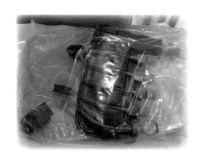

它的效果跟血液透析洗腎大
致一樣，而 CAPD 常用於需要
從事勞動工作或是年紀較輕的病人，經過醫院定期的無菌技術教
學與練習，就可以自己做 CAPD，而不會影響上班、上課或是
做家事。

講師在臺上講得口沫橫飛，十分盡責，如果他知道我是少數
清醒的學員之一應該會很感動。只是我的腦子裡一直在回想那件
救護勤務的過程，還有哥哥站在急救室的門簾外大聲的喊著……

「妹妹，你起床好不好，你愛吃的東西我買回來了。」不知
何時，哥哥把湯麵晚餐塞進背包帶到了醫院。

「妹妹，你不要賴床，你說你不會再賴皮的。」

「妹妹，我在外面叫你，有沒有聽見？你要張開眼睛。」

「妹妹，我們還要去找媽媽買東西的，記得嗎？」

「妹妹，我答應過媽媽要照顧你，你會害我被媽媽罵。」

二十多歲的兄妹，二十多年的相依為命到此畫下句點，還有
一份來不及一起吃的晚餐。他們兩個經歷了人生最大的波折，吵

吵鬧鬧的沒有臨界點，分分合合的還是彼此照顧，賴皮著哪些是在講氣話，賴皮著哪些不是故意的，最後女生還是賴皮了，但此時在哥哥的心中，不會是溫馨，也不能當作再走下去的動力。

相依為命的拆離，要接受很不容易，決心走到底的停止步伐，必將傷透另一個人的心。

註：本篇文章照片係由蕭湝濂護理師學姊提供，因湝濂學姊邀請我當她的婚禮攝影師，拍攝迎娶畫面前在她家作客，得知其令尊蕭廣安先生有在家做腹膜透析，而於婚禮後商請湝濂學姊提供相關照片。蕭爸爸於民國 104 年底仙逝而不及答謝，故在此感謝蕭爸爸與蕭湝濂護理師的協助，讓本書更加多元與充實。

✳ 後記：

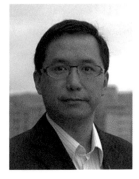

　　再一次被這種故事淚溼了眼框。雖然這種情境在我的加護病房每周都發生。尤其是在看了 20 幾年「久病床前無孝子」的急重症醫師，這種家屬，總是讓我全心全意為病患拚搏。雖然，妄想戰勝病魔的我總是一敗再敗。

　　到院前心臟停止，一直是全世界急診界及到院前救護非常重視的疾病。同時也是進步城市的一種新指標。臺北市在多年來的努力下，以高於其他五都的存活率，逐漸向世界標準靠攏。而全臺灣也因為消防局救護指揮中心執行線上指導報案者進行急救（DACPR），使臺北市的到院前心臟停止的存活率，更進一步超越其他都會區。但是，對於某些疾病的特殊狀況，卻一直是我們醫療指導醫師心中的痛，本案例中的洗腎病患，就是其中最特別的一種。

　　在所有高級救護員的教育訓練中，必備的一種急救訓練課程，就是「高級心臟救命術（ACLS）」。而高級心臟救命術的五種急救流程中，最重要也最常遇見的不是「電擊流程（VT/VF 流程）」，而是「無脈流程（PEA/Asystole 流程）」。在此流程中要記憶十大基本原因，若是急救中沒有想到此十大原因時，通常病患無法救活。面對洗腎病患的無脈流程，最常見的可能是高低血鉀以及酸血症，但很可惜的，到院前救護目前在救護車內還無法提供此種檢測。

　　久病之後，最能療癒病人的就是……長眠。
　　傷悲之後，最能撫慰親人的卻是……放手。

臺北醫學大學重症醫學科主任 **哈多吉醫師**

選擇

小時候的選擇，鮮明的喜悲，不用寫作業或是作業沒寫，

長大後的選擇，複雜的喜悲，用愛著誰來忘掉過去是誰，

年老後的選擇，簡單的喜悲，吃喝拉撒睡或剩下多少錢。

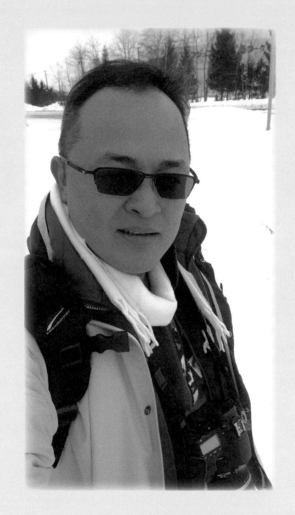

好人獎

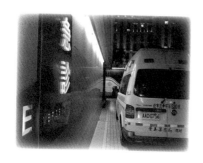

從哪裡開始，從哪裡結束，
從哪裡發現，從哪裡逝去，
從哪裡想起，從哪裡忘記，
從哪裡闔眼，從哪裡睜眼，
從哪裡感性，從哪裡理性，
從哪裡迷糊，從哪裡清醒，
從哪裡停止，從哪裡回憶。

　　在急診室的一角，時常聽見親人彼此的慰問，忍住悲傷訴說著往生親人生前的事情，訴說著他是位多好多好的人，從小到大多麼的孝順，做了多少偉大的事蹟。分享回憶悼念之後，總是談到這麼好的人怎麼會讓病魔上身，結束了不到半百的年紀，讓這樣的好人走不下去……

　　在重大車禍的現場，如果我到達時不必忙東忙西，那就表示不用再積極的去處理車子裡面或是下面的病人。無論是突如其來的大雨、酒醉駕駛的肇事、馬路上的異物或坑洞，一定都有無辜的人發生傷亡，無辜的好人往往讓人更是心酸，不管是去接送小孩的爸媽，或是送愛心午餐、送傘，還是心愛的另一半臨時急著需要有人陪伴時。

　　勤務中，耳邊常繚繞著許多人感嘆著好人命短、紅顏薄命之類的聲音，談論著老天爺的公不公平，被慰問著這都是天命。

就這樣，老天爺會頒給他一個好人獎，讓世人知道他的默默行善，讓世人知道他是為了哪件好事而付出了最大的代價。只是好人獎由醫院來發，每個獎差不多都一樣，差別只有在死亡原因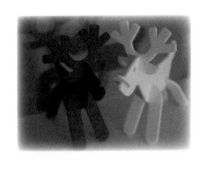診斷上。這個獎頒不頒沒人可以決定，這張獎領不領也沒人可以拒絕。

曾聽說人出生就是要來還債的，所以人生是一種苦債。英年早逝的人表示他欠的最少，因為所積欠的一下子就還掉了，也表示他上輩子沒有留下多少爛帳，所以他上輩子一定是個大好人。若照這樣的說法，長命百歲的人上輩子不就都是壞蛋，所以要一直還，搞不好還有循環利息，五十歲以前先還利息，五十歲以後再還本金。只是這樣子說一個人瑞，好像也不太禮貌。

我想，不管怎麼樣的說法，都是在慰藉在世的人與追悼往生的人。而人終究一死，只是活得有沒有意義？走得值不值得？活得開不開心？走得痛不痛苦？這才是生命的真諦，有意義的人生跑馬燈，至於這個獎頒得公不公平，似乎已經不需要去探討了。

當然，大家都熟悉的「好人獎」，也同樣是難以讓人面對與接受。有些人領了獎後就默默離去，有些人則是崩潰無法言語，這樣的頒獎典禮，臺詞往往就只有簡單的一句：「你是一個很好

的人，只是我們不適合。」

也許有人曾頒過好人獎，也許有人曾領過好人獎，這樣的獎也沒有什麼是非對錯，只是有緣無分與在不對的時間遇到對的人而已。

這樣的獎也往往發生在還沒有開始就已經結束、留下了許多不為人知的故事，總以為是美好的開始而全賭，最後在強忍寧靜的安撫自己會慢慢過去，殘缺的惦記，在撫平之後才能放下彼此 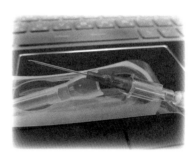 與過去。而放手，就像是要拔掉手中的點滴針一樣，瞬間拔會非常痛，但痛不久；慢慢拔比較不痛，但痛很久，而無論如何，都會留下傷口。

如果這個獎是在開始很久之後才頒，就是留不住的心就像握不住的水，試著挽回只換得更多的淚，泣動了天地聽到的只有自己，結局不是想像中的你，再說明只是證明無能為力，尤其在寂靜裡，哽咽大於雷聲，淚水多於風雨。

好人獎，不管是老天或是人頒的，都是鼻酸的結局，不同的是，老天爺頒的獎，會有很多親人慰問，會有很多朋友關心；而人頒的獎，不會讓人家知道，所以不會有人關心，只能在夜裡，回想自己如何假掰的安慰別人，換現在說給自己聽。

即使是在很久之後，

斑駁的記憶，在夢裡拼湊得好清晰，

深藏的密室，卻被清晰的片段解開了封印，

疲憊的身心，強迫了想休息的驚醒，

這是場沒有贏家的遊戲，

只能再次的闔上眼睛，讓呼吸漸漸平靜。

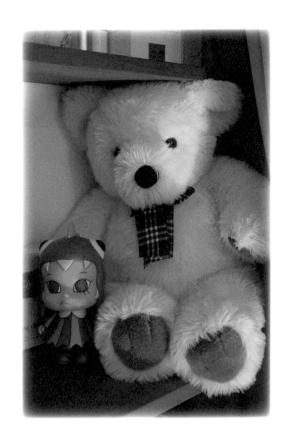

我懂

你守著一個人的電話，期待一通電話就好，哪怕只是聲晚安，

那種期待，我懂。

你在門口等，流汗、冷風、無聊，捨不得催促，再等一下就能見面了，

那種等待，我懂。

你隨傳隨到的只要可以陪，哪怕只是一點點時間，再遠也要出現，

那種把握，我懂。

你雀躍的說著開心事，但卻沒有得到多大熱情的回應，

那種自娛，我懂。

你買了些東西，想好好的分享，但沒有什麼機會說話，只能落寞的看著東西，

那種失落，我懂。

你買了好吃的，放到冷掉，再自己一個人吃掉，

那種心酸，我懂。

你挑了些玩處，辛苦調假，想開心的多些獨處甜蜜，然後取消了，

那種空白，我懂。

你好想可以一直牽著，卻在握住之後不久又要放手，

那種可惜，我懂。

你一開始就出了王牌，只因為深愛與不保留，

那種用盡，我懂。

你堅強的淚，不在別人面前滑落，留在枕頭下大哭嘶吼，

那種無助，我懂。

你腫著眼框低著臉，行屍走肉的度過每一天，什麼都不重要了，

那種空洞，我懂。

你想留住，已經乏力，你想挽回，又怕後悔，

那種顫抖，我懂。

你決定放棄的時候，

那種痛，我懂。

過了許久，當我也決定放棄一段曾經之後，開始懂了……

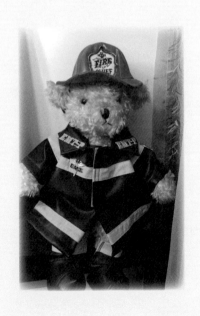

辭土

> 你曾好奇
> 為什麼我突然想拍下你的房間
> 為什麼一直把玩我送你的東西
> 為什麼站在房間窗口看著山坡
> 在彼此情緒起伏之後

　　清晨，常是與往生的家人來不及說再見的時間，但這也是大福大報的壽終正寢，安詳的在睡夢中離開，有病痛的解脫或是沒病痛的好走，是該起床的時間，大家都起床之後才發現。這樣的場景也考驗著家屬對生命的觀念與價值，理性的希望讓他好走，感性的不能見死不救。

　　無論如何，家屬都是非常不捨的，若往生者已經僵硬或屍斑都已經浮現，還是會跟家屬解釋急救的意義與需求，只是再溫柔的用詞、再委婉的字眼，也無法降低家屬的任何情緒，因為面對死亡，沒有人可以練習。

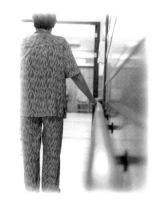

　　在這之中，往往聽到家屬說，往生者平時有氣無力的或坐或躺，鮮少在家裡走動，怎麼這兩天開始整理他的物品，對著東西發呆，到處走動與看著窗

外，我們都以為身體好轉了，互動也熱絡了許多，怎麼早上就叫不醒了。

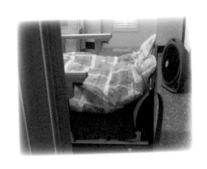

記得有件癌末的案子，高齡患者因罹癌行動不便，幾乎都是躺在床上，由老太太照顧打理他的一切，數十年的老夫妻不離不棄，生活起居形影不離。老太太說臨時出去辦點事，回家就發現他已經叫不醒了。而老先生並不是躺在床上，而是跪坐在床邊，雙手趴在床上，感覺就像是突然奮力起床想去哪裡，下床後卻無力的靠在床邊。老太太也不解，為何他會突然想下床。

漸漸的，如果遇到類似的案子，我們就會問問家屬，往生者之前有沒有什麼異常？家屬一時想不出有什麼不同，當我再引導式的詢問，有沒有特別做什麼事，或是有沒有異常舉動時，家屬就會開始回想起，往生者好像在房間或客廳一直走動，突然想吃什麼或不想吃平時愛吃的，或者突然有些奇怪的要求，還有睡覺時不想關燈，或是入睡時間更晚了。

依稀記得還有一個案子，先生每天都睡在全身宿疾的太太身邊，跟我們說他太太已經失眠二天了，昨晚終於乖乖睡去，想不到早上就搖不醒她了。

　　似乎是不捨在世間所有的一切，就像一趟旅程即將結束，對於旅程最後的場景特別眷戀，緊握手中即將失效的票根，看看眼前即將消失的畫面，生命中所有的紀念品將紀念至此，想帶也帶不走的一切，只能趁知覺還在的最後一刻，好好去珍惜與道別。

　　第一次聽到「辭土」這個字眼，記得是在醫院實習的時候。有一位指導醫師聊到這樣的事情，他說這麼多年來，常常會看見年長的住院患者，平時除了回診之外沒什麼互動與交談，但突然下床來跟醫護人道謝與問候，再回去躺著時，當天的病情就急轉直下，不久後就往生了。

　　若是行動不便能下床但不太愛走動的病人，也常發現會坐起來發呆與雙腳踩地，坐的時間比平時還久，再躺回去之後，也馬上就病危與往生了。另外，還有長期臥床無法行動的患者，會發現平常包在溫暖棉被裡的手，怎麼開始不怕冷的開始去摸手邊的牆，若床邊沒有牆就是握著床欄，接著就走了。

　　辭土，又有人說叫「謝土」或「謝地」，向土地告辭與感謝大地，懷著感恩與不捨的心情，在離開前好好的致意。

　　不過當我將來很老的時候，如果有一天突然半夜坐在床邊腳踩著地，起身走走四處晃晃，那我應該只是……

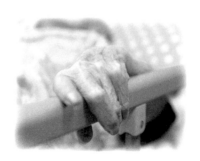

　　去找吃的。

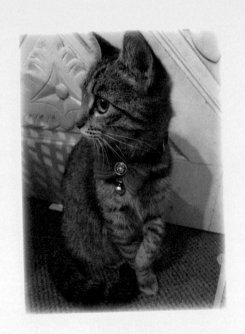

貓咪不哭

平衡是悄悄的接近，凝視是靜靜的休息，

好奇是偷偷的過去，失寵是淡淡的離去，

自由任性的到處閒晃，只因為都是自己的床，

優雅的步伐是冷靜的偽裝，放下的尾巴是疲憊的武裝，

放在沙發上的前爪，想抓住誰的衣裳，

靠在前腳上的下巴，不想抬頭的張望。

貓咪不哭，因為貓咪不會哭，會看著窗外，不願去想未知的將來，

貓咪不哭，因為貓咪不想哭，會待在床底，不要想著起伏的過去，

貓咪不哭，因為貓咪不能哭，會站在鏡前，不會再有撫摸的畫面，

貓咪不哭，貓咪不要哭。

我們回家了

有一種緊握，叫勾著腳睡牽著手醒，

有一種擁有，叫吻著額睡貼著臉醒，

有一種思念，叫看著圖睡夢著人醒，

有一種不捨，叫忍著淚睡抱著枕醒。

　　炎熱的黃昏，捨不得下山的太陽，1.5 億公里外的星球燃燒出來的火焰，召喚著我制服內汗水。急救包的背帶斜背在胸口，壓出了一道深深的汗水痕，狹小的直通樓梯幾乎塞滿了自稱只是比我壯的同事。年紀絕對比我大的房子，封死的樓梯間木窗，讓那遙遠的火焰輻射熱持續蔓延。報案內容裡，沒有轉達什麼危急資訊，受理案件的學長只說報案人表示病人的年紀有點大，而在另一個醫療觀點裡，只要是年紀大就是很可怕的資訊了。

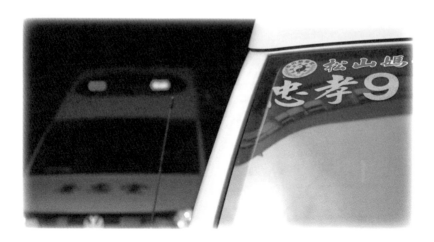

在樓梯間，隱約的聽見有人下樓的腳步聲，不難猜測應該是報案人下來引導我們上樓吧！慈祥的臉孔越來越接近，一位外省鄉音很重的老太太遠遠就開始招呼著：「在這兒！在這兒！麻煩跟我再往樓上，就在房間內。」汗流浹背的到了四層樓頂加蓋的木屋內，老太太在房間內回頭微笑的對我們點點頭，確認我們已經進到了房間，老太太將視線轉回床上的老先生對他說：「老伴兒，救護車的人來了，我們去醫院吧！我去幫你帶著健保卡。」

「請問一下，阿公躺多久了？」在詢問老太太的同時，同事也正在評估生命徵象。

「過來幫忙一下。」同事吆喝著我。

「老伴兒，他們在幫你做檢查，你好好躺著哦！」老太太像是聊天般的向老先生說著。

「他這樣躺多久了？」在我翻出急救包器材的同時，同事詢問著老太太。

「我老伴兒他總是一直躺著，睡也躺醒也躺，吃完了又想躺，他生了病，跟以前比起來虛多了，沒事就讓他多歇歇。」老太太很重的鄉音更慈祥著表達。

「老伴兒，他們用新鮮的空氣讓你吸，你多吸一點，對身體好的。」老太太一邊翻著抽屜，嘴裡一直念著。

「老伴兒，他們要幫你打針了，你要忍著點哦！」老太太一邊收拾著他的小東西又一邊念著。

「阿公的證件找到了嗎？我們要去醫院了。」

「可以幫我們提急救包嗎？我們要搬阿公，麻煩一下了。」

「有，我老伴兒的東西我帶齊了。包包我提得動，我來幫忙，你們辛苦了，還要走到一樓。」老太太很客氣的回答著。

「老伴兒，你看你這麼胖，人家搬你搬得多辛苦啊！以後別再生病了。」老太太像是閒話家常的一直跟老先生叨念著。

「老太太，請您到前座去坐著，先綁好安全帶，我還要到後面幫忙一下，等一下就去醫院了。」我將老太太扶上前座之後，再到後座幫忙將手提式小氧氣的導管換裝到車裝氧氣鋼瓶，同事也將點滴掛好。在準備回到駕駛座前，再抽了一支藥給同事，我就開始毫不客氣的「飆」救護車。

老太太頻頻回頭看著同事對老先生的處置，繼續說著：「老伴兒，他要幫你加些藥，你會比較快康復的，醫院快到了，我們可以再去找那位喜歡跟你聊天的醫生。」

到了急診室，我只跟老太太說：「你下車時要小心喔！這車子有點高，慢慢下車，我要去幫忙了。」

「好！謝謝你，辛苦你們了。」

隨著病人從救護車擔架床換到急救室的病床上，整個急診室又忙碌了起來。老太太緩緩的走進急診室，依舊是對我們微笑點點頭，我們請她在椅子坐著休息，我就坐在她的旁邊休息，因為那個位置剛好是冷氣的出風口，而同事

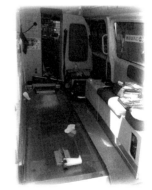

則是汗流浹背的跟醫生交接著病情與我們的處置情形。

　　老太太再次跟我們道謝之後，開始跟我聊著她跟老先生的相處，結婚幾十年了都沒吵過架，她還訴說著老先生的病況，近幾年來常常帶老先生看病，有時走不動了或是一睡不醒，就打119叫救護車。來醫院住個幾天病情好了，她就會跟老先生說：「我們回家了。」因為他不太喜歡在醫院，一住院就嚷嚷著要回家，於是就這樣常常在醫院進進出出的。

　　過了半個多小時，我跟同事兩人收好裝備離開前，又走進急救室看看老先生。這時醫生開始跟老太太解釋她先生的狀況，從圍簾的縫隙中看著醫生跟老太太說話的畫面，醫生的嘴形一直動，老太太的頭就越來越低。說著說著，老太太的身體開始在顫抖，我突然想起身上還有一支強心劑的玻璃空瓶，從救護背心的口袋掏出丟進小小的桶子後，再回頭已看見老太太已經走到急救室的圍簾內了。醫生攙扶著老太太，讓她看看老先生。

　　我們身上的汗漸漸乾了，但是老太太的眼眶卻漸漸溼了。

　　老太太慈祥的語氣漸漸變慢，聲音也開始哽咽了，她緩緩伸出手拉出老先生在棉被裡另一隻冰冷的手，十指相扣緊緊握著。

　　「老伴兒，剛剛從家裡到醫院，他們在你胸口壓啊壓的，你疼不疼啊？」

　　「老伴兒，你先躺一下，我們等一下就回家了。」

✱ 後記：

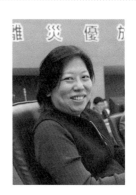

隨著高齡社會的到來，也意味著我們照顧長者的方式必須重新思考。已經有越來越多的家庭中，是由老人在擔任另一位老人的主要照顧者，而我們外部所能提供的協助則很有限。

就像這個案例中的老夫妻一樣，只有依賴著彼此生活著，而更常見的情況，則是一個生病的老人在照顧另一個生病的老人。這種情況下，都只能提供或維持彼此已經盡其所能但不夠好的照護，而無法有良好的生活與照護品質。

近來政府積極推動並修訂我國的長照及老人政策，而我們緊急救護系統也應該朝此方向思考。預估未來會有越來越多的慢性病患，因病情需要而呼叫 119。我們必須重新考量設計如何安全的運送這些老人，例如搬運時必須考慮到他們會有骨質疏鬆、肌肉萎縮、步態不穩、移動緩慢等潛在問題，因此可重新設計如何幫助他們安全的上下救護車，避免發生骨折與跌倒的傷害。

緊急救護技術員也必須學習如何與這群聽力差、理解力又下降的老人溝通，也才能在需要時向他們說明 DNR（Do not resuscitate，拒絕心肺復甦術）之必要性，讓他們能接受。

這些都必須發揮我們的同理心，體諒他們的老化，方能提供更好的照護。

　　這個案例只是呈現了現在社會中每天都在上演的感人故事之一，此時應是社會大眾必須針對這群病人找出更良善的照護政策的時候了。

　　最後，提出兩個必須思考的問題。

　　一、我們的社會如何能夠提供更多的支援與協助給這些老人，讓他們老有所終，在人生的最後階段能夠有尊嚴又和平的離世？

　　二、我們的社會未來要如何接手照顧這群被愛遺忘的老人們？

臺北市立聯合醫院和平院區急診醫學部主治醫師 **賴婷怡醫師**

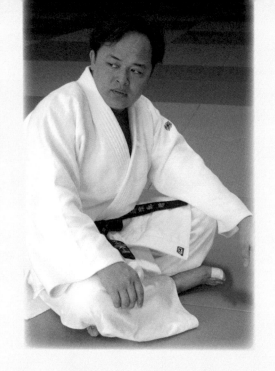

拔劍不一定要見血

堅強的背後隱藏著多少努力逞強，

成長的過程面對著多少咬緊牙根。

吞下去的是勇敢的苦水，流出來的是懦弱的淚水。

別幻想奇蹟，別期待運氣。

別以為努力就有成果，別放棄才可能有契機。

可能沒有完美的情人，但會有完美的敵人，

可能沒有可愛的小孩，但會有可惡的屁孩。

不懂得禮貌就等著被換掉，不懂得低調就等著被幹掉。

拔劍不一定要見血，見血不用被發現，

微笑不一定要帶刀，帶刀記得帶著笑。

不用祝福

夏天：「不要等我了，你會遇到更好的對象。」

甲蟲：「我知道⋯⋯」

　　夜晚雷雨考驗著雨刷的韌性與駕駛的眼力，輕易擊破雨滴的玻璃，還是失去清晰與透明，看著救護車出勤派遣令裡的案情摘要說明，似乎這是一趟沒有太多醫療服務的送行。

　　低調的豪宅往往深藏在狹小的巷弄裡，要穿過快一分鐘的大廳才走得到電梯。在電梯裡跟同事相互長嘆彼此的無能之後，一出電梯就看見一道金碧輝煌的大門已經開啟，進入之後是一位戴著漁夫帽的老婦人，旁邊有一位看護隨伺。

　　我們詢問著婦人哪裡不舒服，接著與同事一起幫婦人量著血壓並接上血氧濃度計。婦人氣若游絲的說，全身痠痛疲勞無力，不高的血壓，蒼白的臉頰，帽緣後腦的位置只剩下幾根稀疏的頭髮，大概知道婦人有著沉痛的宿疾。

　　婦人表示，是否可以等她一下？她要再進房間拿個東西，心想有看護攙扶陪同，就讓婦人自己進去，我與同事就在客廳等待，並張望擺設裝潢，然後又是相互長嘆彼此的沒用。

　　幾分鐘之後，婦人還沒出房間，於是我走到房門口看看，是不是需要什麼協助？不意外的，婦人並非是要拿什麼東西，而是在房間裡摸摸床頭與鏡枱，看看窗外與徘徊。她似乎隱約聽到我

的腳步聲，便客氣的跟我說可以離開了。婦人上車前請看護聯繫家屬，告知自己又不舒服先行就醫。

在救護車內，婦人躺在擔架床上，突然手撐著坐了起來，嚇得我快去幫她扶正坐好，她緩緩的說：「想看看外面。」車側大片玻璃上的雨水並沒有阻礙她對這世界的不捨，車後玻璃較少的雨水更吸引她的視線。她轉頭時側面蒼白的脖子，訴說了長時間化療的滄桑與無奈。我緩緩拆下她手臂上血壓計的壓脈帶，血壓計上顯示著不高的血壓。問她要不要再躺一下，只見婦人的眼睛微眯，親切卻無力的說：「再坐也沒多久，想多坐一下。」說完婦人眉頭一鎖，似乎身體哪裡又傳來了疼痛。

北宋時期東軒居士所著的《衛濟寶書》中寫道：「癰疽五發，一曰癌。」南宋楊士瀛的《仁齋直指》卷二十二記載了癌的症狀：「癌者，上高下深，巖穴之狀，顆顆纍垂，裂如瞽眼……男則多發於腹，女則多發於乳，或項或肩或臂，外證令人昏迷。」

如果一個人的控制細胞分裂增殖的機制失常，就會造成細胞不正常分裂與增生出病變細胞。這些病變細胞會入侵正常組織，經由身體的循環或淋巴系統，轉移到全身各處。而病變的細胞啃食神經的痛苦，能抵抗的只有靠麻醉藥物減輕。

相關癌症治療方式，是抑制病變細胞擴大的屠殺，但也會使健康的細胞遭到錯殺。這樣的惡性循環下，讓免疫力不再有防禦性，讓抵抗力不再有攻擊性。

到院後，腫瘤專科醫院的急診室沒有一般內外科醫院急診

室的吵鬧，只有病人與家屬默默的陪伴。婦人語帶歉意的說不好意思，讓我們在風雨中出勤，還想拿衛生紙讓我擦去制服上的雨滴。彼此客套之餘，差點脫口而出的祝她「早日康復」。內心想著，若這是她人生最後一段路，能陪她在車上聊聊，這點風雨又算什麼呢？

癌症，是考驗人性最殘忍的方式之一，讓病人每天承受走向死亡的滋味，依依不捨的度日，已經無法康復的只剩等待。所以，要祝病人早日康復的前提，是要病情能夠有機會改善或康復，如果沒有的話，就不用祝福了。

夏天：「如果你有更好的對象，我會祝福你。」
甲蟲：「不用祝福⋯⋯」

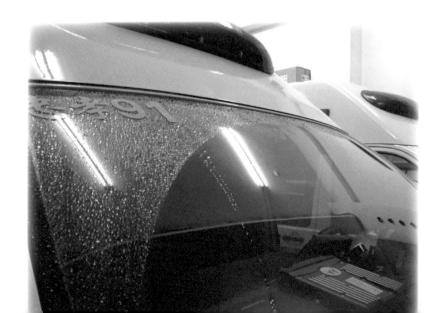

✳ 後記：病人的尊嚴

　　癌症末期的止痛是一門高深的學問，能減輕病人的痛苦，提高生活品質；近年來醫界非常重視這個問題，並朝著減輕癌症末期病人痛苦的方向前進。

　　每一個生病的人都想活得有尊嚴，但在病痛時，往往連作為人的基本要求、尊嚴皆不可得。曾經有位德高望重的天主教主教，因罹癌在病痛發生的時候表現得像小孩一般，但沒人能體會那種痛苦，被臭罵到一點尊嚴都沒有。人們不能理解，他自己本身也多不願意表現得如此糟糕，大家似乎都忘了他曾經是一位有威望的主教，都忘了他生病了。

　　當癌症病人行為舉止像小孩一般脫序時，應避免斥責，而且要更有愛心的關懷與包容，讓病人擁有基本尊嚴，適時給予陪伴和尊重，成為他們對抗病魔的支柱和依靠。

　　癌症患者的日常治療中，在合理的範圍下，也應盡可能順應他們的要求，讓他們感受到尊重，同理他們的苦痛，讓他們擁有最後的尊嚴，使患者有更多正面的情緒資源去對抗病魔，直到最後一刻，讓病人靜靜的走，別再急救、別再折磨他的體肉。

高雄榮民總醫院移植外科主任
前重症加護病房主任 張晃宙醫師

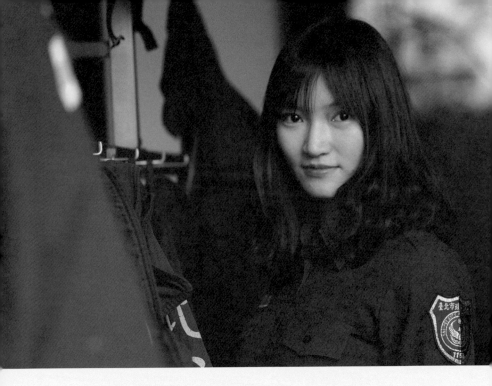

當決定去愛一個人之前

當一個人，

決定去愛一個人之前，

會再次去問另一個人最後的意願時，

證明著三件事：

一、另一個人將錯過至死不渝的永恆真愛。

二、另一個人仍然不會被這樣的問話打動。

三、這個話題將成為新戀情的第一個祕密。

人，都有一個價

沒有人願意放棄，只因為知道緣分已盡，
沒有人捨得錯過，只因為沒有能力擁有。

　　離開急診室前，陸續進來了剛剛送進急診病人的家屬們，不陌生的畫面，上演著家屬在急救區管制門外面喊著：「加油！我在門外等你，你要醒來！我們一起回家！我們還要去……」激動裡含著期待，哽咽裡帶著希望的喊著。

　　走出急診室大門，二部大型轎車剛熄火，二位駕駛也邊跑邊按著汽車遙控器上鎖，擦肩而過的餘光裡，也往急救區跑去，回頭看了一下，幾位家屬交頭接耳，幾位家屬來回踱步。

　　該是吃宵夜的時候了，辦公室號召著「一百元俱樂部」，而撕裂大腦裡食物畫面的警鈴聲，已經讓我奔馳在出勤的樓梯間。

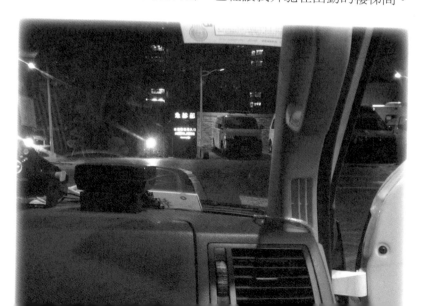

熟悉的地址區域，知道即將深入幽暗的巷道，還有腐味充斥的歇業傳統市場。

隨著報案地點門牌號碼的接近，整排的老舊公寓，彷彿在告訴你騎樓一定有一整排的機車擋著你進出；斑駁的公寓鐵門，在跟你說不會有電梯可搭；一樓門口堆滿的雜物，讓你知道不會有大樓管委會要求樓梯間淨空。

在輪胎壓爆不知名的蔬果後下車，已知的樓層讓我們額頭冒汗與眼眶泛淚，口罩內的喘息與手套內的汗水，讓我們在樓梯間已經聽見一位老婦人上氣接不了下氣的喊著。抬頭看著梯間扶把間隙，與婦人四目相對之後，她就回頭往上跑。她蹣跚的步伐在我們上樓時一起進入她的家門。

辨識不出客廳與房間的差別，也辨識不出他家裡與上樓前的街景環境。踩著魚貨市場的紙箱穿越了客廳，我們二個人進入狹小的房間後已塞不下婦人，耳邊一直傳來從房門外喊著：「我兒子怎麼了？我兒子怎麼了？」

約莫四十多歲的男性，臉色蒼白額頭冒汗，深而緩的呼吸聲，全身僵硬雙手稍微彎曲，拍搖患者肩部，他一點都不想理我而繼續昏睡。媽媽說他頭痛頭暈想去睡覺，之後要叫他起來吃東西就叫不醒了。

詢問他的病史後，媽媽說他只有高血壓，跟同事立馬接上血氧濃度計與血壓計，同事手上的血氧濃度計 (註1) 迅速顯示了心跳數，「120多，喔！FXXK！」接著同事問我，他另一隻手量到的血壓是多少，就跟他說：「二個F。」患者不高的血氧濃度，

隨之準備氧氣幫患者戴上面罩。同事同時也測了血糖，問他血糖多少時，他說：「半個 F。」

　　許多髒話之後，我與同事的兩對眼神已經非常嚴肅，鼻咽呼吸道 (註2) 置入完成後開始收拾裝備，連帶吆喝著病人的媽媽準備他的證件。病人龐大的身軀，我們腦子裡已經預演了下樓的畫面，弱小的媽媽只能幫我們背著電擊器。用六個拉環搬運軟墊，與同事前後各提二個在樓梯間喘息，耳邊不時傳來媽媽的詢問：「他現在怎麼樣了？他是怎麼了嗎？」媽媽眼見我們上氣不接下氣，就識相的不再問了。

　　上車後，迅速將手提式氧氣管接到車裝氧氣接頭，同事也將車內的血壓計在病人手上綁好，對患者進行疼痛刺激依然沒有反應，看一下瞳孔發現二邊在比大的，心想什麼鬼，太慘了吧！立刻再問媽媽，他有跌到或撞到頭嗎？已經衝出巷子的救護車，讓媽媽有些緊張的回答，說他這幾天都在喊頭痛頭暈，但沒有聽說他有撞到。眼睛餘光瞄到車上血壓計測完後數字一閃一閃的跳著，這是血壓破 220mmHg 以上的警示。

　　而另一頭的血氧濃度計也不斷發出聲響，表示血氧已經低於 90％，血氧的下降速度似乎不是更換成高濃度氧氣面罩可以改善的，所以直接用甦醒球強迫給氧。果不其然，在強迫給氧之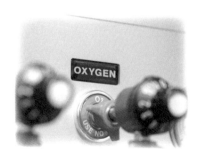

後，血氧濃度只能維持在 85 至 90 之間，意識一樣昏迷。不難猜測應該是腦中風，而且出血量不小。

在救護車後車廂的媽媽，被我突如其來的大動作嚇到，她搖著兒子的雙腿，喃喃自語的念著：「你不要這樣好嗎？媽媽還有攤子要顧。」

此時駕駛座傳來了同事用無線電呼叫救指中心，通報醫院患者生命徵象危急，請醫院準備急救。

刺耳的警笛聲響徹醫院外圍，到院後，醫護人員忙著在病人身體接上各種管線，媽媽站在急救室門口不發一語的抓著門簾，看著兒子全身布滿管子與電線，她矮小的身軀穿著大大的雨鞋，身體的顫抖讓鞋筒跟著不停晃動。

病床推出急救室照電腦斷層時，媽媽站到一旁，默默的握著手機，著急的一時不知道撥給誰。當病床再度推回急救室後，媽媽跟著走到床邊，醫生低頭看著媽媽，告訴她顱內出血有多大片，護理師則扶著媽媽的手，請她簽病危通知單。

媽媽填好相關手續資料後，望著急救區的兒子說：「你可以的話就健康的回來，不然就走吧！媽媽沒錢了。」

從沒聽過的祈禱文，震撼了急救區附近的人，媽媽講得很殘忍，但卻是很中肯。生命無價的前提，應該是要有個健康的生命，而當生命生病時就開始計價，沒得討價還價，人，都有一個價。

依稀記得跟他媽媽拿證件時，破舊的手包裡沒幾張百元紙

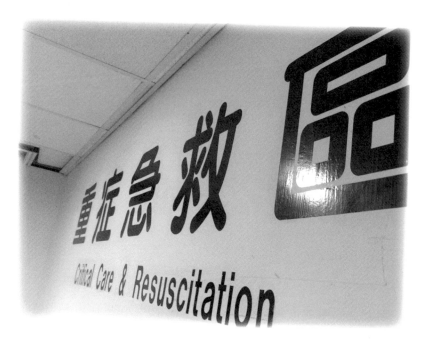

鈔，肯定連急診掛號費可能都不夠，更不會有大型轎車在門口等她。相依為命的母子必定有一段不為人知的過去，老媽媽一個人，未來該如何面對這樣失去重心的生活呢？

（註1）血氧濃度計：脈衝式血氧濃度器（Pulse Oximeter）是用來量測人體血液中氧濃度含量，人體內的組織與器官皆需要氧氣來維持運作，血氧濃度的量測，可以了解體內的氧氣是否充足。

（註2）鼻咽呼吸道：鼻咽呼吸道主要功能在於輔助維持患者呼吸道的暢通，由鼻孔插入至鼻腔內，維持患者上呼吸道之暢通。

✳ 後記：

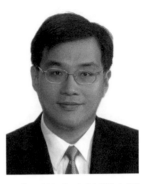

常見的急性腦中風可以分成三種類型，包括腦梗塞（缺血性腦中風）、腦出血（出血性腦中風）和暫時性腦缺血發作。除了暫時性腦缺血發作之外，其餘兩種類型都會留下後遺症。案例中的中年男性，即是典型的出血性腦中風病患。

自發性出血性腦中風的主要原因為長期的高血壓，死亡率較腦梗塞高出許多，發病之後一個月內的死亡率為 26-30%左右，且病患多半較腦梗塞來得年輕。

臨床上常常可以看見許多原本是家庭的經濟支柱，因為長期沒辦法或不在乎高血壓等慢性病的控制，突然就走了，或是變成植物人或者癱瘓了，反而變成家庭的負擔，常常讓人不勝唏噓！

腦出血患者常見的症狀為突發性的神經學症狀，例如突發性的劇烈頭痛、噁心、嘔吐、血壓高、意識障礙（混亂或昏迷），少數還可能出現癲癇（抽搐）。有三分之一左右的病患，容易因為顱內血塊變大，在六小時內急遽惡化昏迷，而造成生命徵象不穩定，尤其是呼吸道因舌頭、分泌物和異

物造成阻塞等問題。

　　因此，有上列症狀並快速惡化，疑似腦出血患者，需要及早啟動 119 緊急救護系統，作好病患呼吸道處理並盡速就醫。至於傳統上幫病患扎針放血，在臨床上並沒有證據顯示對腦出血的治療會有幫助。

　　對於腦出血的預防，主要還是放在控制血壓方面。平時有服用抗凝血劑的患者，也要記得按時服藥及定期回診，以監測凝血功能。另外，清淡飲食、減少菸酒和不沾毒品，也都可以降低腦出血的機率。

　　全民健康保險的設計，就是為了讓民眾不要因為怕看不起病而不就醫，不要因病而貧。儘管如此，一旦罹患這類的重大疾病，往往會對一個家庭的經濟帶來沉重的壓力，甚至讓家庭破碎。因此，重點還是要放在平日的自我健康照護上，好好控制慢性病，不要讓這類的悲劇出現！

臺大醫院急診醫學部 **鄭銘泰醫師**

（本文參考「臺灣腦中風學會」腦出血共識小組資料）

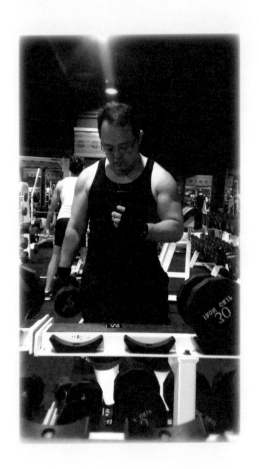

十幾年

十幾年前，

我會抽菸你不抽菸，我愛亂喝酒你不沾滴酒，

我只看見你的優點，你只看見我的缺點，

我說我害怕一個人生活，你說你一個人比較自由，

我問你是否可以不只是朋友，你問我為何不能就只是朋友。

十幾年後，

你每天抽菸我不再抽菸，你酒不離口我淺嚐品酒，

你終於看見了我本有的優點，我不敢相信你有了那些缺點，

你說你現在經不起任何寂寞，我說我一個人可以好好的過，

你問我現在是否可以不只是朋友，我問你離婚之後能否堅強生活，

加油，我十幾年的朋友，

謝謝你還記得我這個老朋友，

也謝謝你提醒了我，如何當一個好老公。

誰說久病無孝子

最虔誠的許願 莫過於最後一枚銀幣
最真誠的祝福 莫過於曾愛過的聲音

　　救護車的警笛聲，從車庫共鳴出的巨響，嚇跑了熙來攘往的騎樓行人。嘴裡咬著剛看完地址的派遣令，不陌生的轄內報案位置，但也快不起來的進入了險惡的巷與弄，因為要克服巷弄內的車輛違停還有可惡的路霸。遠遠的看見一位婦人在揮手，近近的看見她的夾腳拖與藍白拖。

　　一顆焦慮與慌張的心，凝視著一個急喘與無力的身軀；一雙害怕與顫抖的手，撫摸著溼冷與蒼白的額頭，遠遠的聽見救護車的警笛聲，穿錯拖鞋下樓打開公寓大門。

　　樓梯間，哽咽的說明阿公的症狀，大致上就是蒼白溼冷呼吸喘、四肢無力手腳冰，哽咽咬字像是外籍看護說中文一樣不是很清楚，而女兒與爸爸彼此的前世情人，對方重病必然擔心著急。在進入房間後，婦人馬上回到阿公身邊握手摸額頭。當放下裝備先去觸摸阿公的兩側橈動脈時，房門口又進來了二位家人，立刻詢問是否可以先送醫，直覺應該是遠親同住，只希望病人快去醫院，對於我們詢問過去病史與現病史都顯得不耐

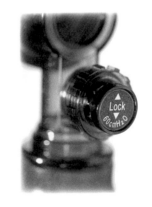

煩。婦人很著急的想回答，但因著急的哭了，很努力的說了片段資訊，長期臥床的病因與照顧阿公幾年的情形。

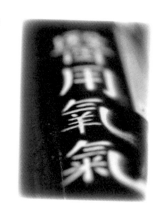

「血氧濃度好像沒有拉起來，可能需要強迫給氧了……」同事看了血氧濃度計後，準備了甦醒球，我也將非再呼吸型面罩的氧氣導管拔起來，交給同事接上甦醒球，拉掉面罩開始強迫給氧。

「他怎麼了？沒有呼吸了嗎？」婦人被我們的大動作給嚇哭了，但又怕打擾到我們的操作，自己找空隙去摸著阿公的額頭。

「我們插好鼻咽就準備走人。」同事一直強迫給氧，鼻咽呼吸道備好給同事插入後，吆喝著家屬幫忙拿裝備並協助搬病人。

遠親積極的幫我們拎了裝備往樓下跑，強迫給氧不能中斷的小心搬運。出了一樓電梯後，婦人從樓梯間跑到電梯口，自己又找空隙牽著阿公的手，經過短暫的強迫給氧到救護車上後，病人的血氧濃度有稍稍回升，但因心臟問題，意識仍有些不清。

「我們自己開車過去，她陪你們上救護車去醫院。」遠親稍微致謝後就快步離開。

在後車廂協助處置好病人後回到駕駛座，前往醫院的途中，無線電呼叫救指中心通報醫院準備急救，單行道的巷弄裡無法倒車，只能緩慢的穿越才能駛往大馬路。

視線的餘光看著照後鏡，同事忙碌的孤軍奮戰，而婦人一直著急得泣不成聲。其實這樣的場景並不陌生，孝順的子女對於長輩的病痛，總是牽動著內心最脆弱的深處，尤其照顧長期臥床的病患，更考驗著子女的耐心與孝心。阿公有這樣的女兒，應該很欣慰她的不離不棄，因為大部分都是久病無孝子的悲劇。

　　到院後，醫生告知婦人，病人必須立刻插管，然而對於患者病危時是否繼續急救，婦人表示她做不了決定，必須要等那兩位親人來才能做決定。

　　所幸隨著急救治療，病人狀況趨於穩定，婦人的情緒也才跟著平復下來。再次與婦人對話時，發現她怎麼還是外籍口音的中文時，才知道原來她只是外籍看護。

　　迄今，看護哭得比家屬還難過的戲碼常常上演著，久病有沒有孝子，就看是不是親生的而已。也許家家有本難念的經，但這樣的場景，卻諷刺著我們的人性。

集液腔

到院前緊急救護的點滴輸液只有二種流速

一種是全關

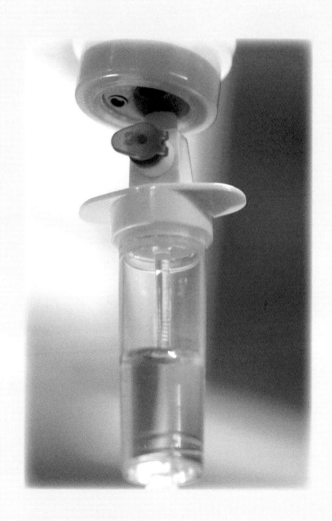

心跳的距離

　　臺北市政府消防局於民國 92 年成立了全國第一個高級救護分隊（目前已成立四個高救隊），也就是沒有消防車只有救護車的消防隊。而分隊成員都是高級救護技術員（EMT-Paramedic），除了專責執行緊急救護外，還肩負著「雙軌救護」的勤務。當民眾的報案內容符合「ALS」案件（危急個案）時，119 救指中心除了派遣就近分隊的救護車外，還會同步派遣高救隊出勤。

　　所謂「雙軌救護」，在早期是由各區急救責任醫院的救護車出勤，隨車醫生、護理師到達現場，進行進階與侵入性的醫療處置。由於高級救護技術員已經具備得以執行進階與侵入性的醫療處置能力和權限，所以「雙軌救護」就由消防局的高救隊來執行。

　　目前臺北市只要報案內容為「ALS」救護案件，除了就近轄區分隊救護車的二位救護同仁（EMT-II）到場進行初步急救外，還會有第二部高救隊救護車的二位高級救護技術員（EMT-P）抵達進行進階與侵入性的醫療處置，四位救護技術員的警力對於到院前急救處置有很大的幫助。

　　在高救隊的勤務編排中有一個勤務位置稱為「ALS 補位」，就是高救隊自己轄區的「ALS」案件，沒有他轄的救護車來支援時，一車兩人不太容易進行進階

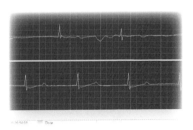

與侵入性的醫療處置，所以分隊會由一位排定「ALS 補位」的同仁加入，由三個人一起出勤。

這個位置的人每四個小時換一次，可說是比較輕鬆的班，因為剛好在分隊轄區內發生「ALS」案件不多；但也可以說是最慘的班，因為你一出勤就是「ALS」的危急案件，而你的放鬆黃金四小時也就沒了，畢竟這樣的危急案件都是複雜的內外科案件，大部分都要一個多小時才能結束。

「分隊附近轄區內的 ALS 救護，ALS 補位下樓出勤。」在警鈴響起之後，值班同事廣播著 ALS 案件出勤，而且是才剛過了五分鐘，我的黃金四小時就破功了。

三個人下樓後，我拿了車鑰匙就先去車上發動引擎，在駕駛座上穿我的救護背心與救護腰帶，兩位同事幫我拿了無線電與救護紀錄表後一前一後的跳上車。後座是我的單車教練兼游泳教練，五分鐘就破功了的同學，旁座我一期的學長是位馬拉松選手，兼沒事心跳不會超過六十下的長跑選手，基本上搭我開車的人都知道，人一上車要關門的同時，車子都已經在快車道上。

「派遣令上的案情摘要不是很好。」旁邊的學長一邊帶著手套、口罩，一邊口中喃呢著。後面的同學，將被我甩尾甩到車尾的急救包撿回來身邊。

飄移了二個路口就到了報案地址，狹小的巷子，我只能把車子停在巷口，後座同事迅速滑開了側門，兩手抓著急救包、插管包、電擊器、攜帶式氧氣下車，旁座的同事解開安全帶，一腳才

剛下車，後座的同事就丟了插管包跟氧氣給他，他自己則是斜背上急救包還有拎著電擊器就先往巷內衝。我停好了車，右眼的餘光看見了二位死神殺手，前後奔往巷內。

下車繞到車廂後拉出擔架床，後座細心的同學已經將毛毯放在擔架床上，經過不是很好推的柏油路，推到報案門口，已經看見他們兩個在做人工呼吸了，一位用甦醒球面罩幫病人強迫給氧，另一位在替昏迷的病人貼上電擊器的電擊貼片監視心律。

「超慢的吔！是 Bradycardic（緩脈），心跳三十幾下維持了一下子，應該是 1 度的 AVB。」同學看著電擊器，越來越確定這個心律。

「電子血壓計測不出血壓吔，頸動脈還好嗎？」同學眼睛盯著血壓計，再試著去摸橈動脈與足背動脈。

「頸動脈還滿強的。」學長強迫給氧的同時摸著頸動脈。

「我來打 IV。」病人右手臂有一條很粗的血管，像是一直在跟我說：「打我、打我。」

同學很快的準備好了點滴輸液套，我身上帶的二支 16 號 IC 針（捐血用的是 18 號 IC 針，數字越小針頭越大。），上一支用在一個爆腿的車禍傷者身上，現在又有機會出動這一支了。不是很好的血壓，病人四肢末端沒有水腫，肺音聽起來也很乾淨，先給他多一點水分，也利於後續可能的急救。

「我想要聯絡線上醫療指導，這個症狀需要打 Atropine（增加心臟收縮藥物）。」學長正在詢問家屬，關於病人的病史與剛

剛發生的狀況。家屬表示病人之前胸口不適，連續服用了二顆 NTG（降血壓藥物）。我再用手機撥打 119 聯絡我們的勤務中

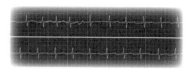

心護理師，請護理師幫我聯絡線上指導醫師李彬州醫師，隨後把電話掛斷之後，開始收器材準備搬病人。

「他的心跳越來越慢了。」三個人搬著病人的擔架床快要走到門口時，同學背著電擊器跟我們兩個提示著。

不到一分鐘後我的電話響了。

「病人現在狀況怎麼樣？」醫生打來詢問患者情況。

「現在昏迷，血壓不高，有心臟病史，心跳三十多下維持了一段時間。」

「有沒有辦法抽半支（0.5ml）的 Atropine 先給他？」敘述完之後醫師問我。

「可以，沒問題！」他們兩個人推著擔架小跑步，我掛完電話後開始邊走邊抽藥。0.5ml 的 Atropine 邊跑邊抽藥還真不好抽，小小的玻璃瓶內有 1ml，我乾脆先全抽之後再排氣，再對空中噴掉 0.5ml。

他們兩個從後車廂推入病人之後，學長突然說好像摸不到頸動脈，再看了一下電擊器上的心電圖喊著：「PEA！（無脈性電氣活動之心電圖波型，心臟只有放電但是沒有收縮跳動了。）」在病人旁邊的同學馬上開始 CPR 壓胸，壓甦醒球的學長也馬上拿出車上的 LMA（喉罩式呼吸道）快速插管。還站在車外的

我把那抽好的 Atropine 針筒暫時先放進救護背心大口袋，趕快再從身上的救護腰包內撕開一支 3C.C. 空針，抽了 1ml 的 Epinephrine（急救強心藥物），一隻腳跨進車廂內，拉出被藏在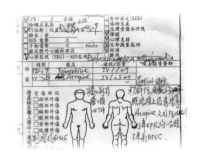毛毯內的右手臂，從點滴導管內快速打入 Epinephrine。

　　CPR 的同學沒有中斷壓胸，近一分鐘之後，病人的雙手好像會動了，剛插到一半的 LMA，病人也好像有了喉頭反射排斥的咬管現象。學長趕快再將管子移開，用甦醒球繼續人工呼吸，同時再次評估摸著頸動脈，又摸得到頸動脈了，同學看了一下心律，又回到原來的每分鐘三十多下心跳。一陣騷動之後，我把剛抽好的 Atropine 給打完，然後前往駕駛座開車。

　　後座有了病人與家屬就不可以飆車了，要乖乖的開快點就好了。被強迫給氧的病人很不舒服，因為病人的手已經會來撥開被壓在臉上的甦醒球面罩，學長看了一下病人的血氧回到 90%（正常值在 95% 至 100%），就幫病人戴上純氧面罩。

　　一旁的家屬在車上蹦出了壓抑許久的淚，在車內喊著：「他張開眼睛了！」凝視著往醫院熟悉的道路上，我額頭的汗水滴到了眼鏡框，滑進了口罩，神情也放鬆了許多，抓著無線電的話筒跟勤務中心回報，一位車上 ROSC（恢復自主心跳）的病人準備送醫，請醫院準備接手。

　　緩緩的駛進急診室門口，病人似乎已經清醒，躺著抬頭張望一下，學長輕聲的跟病人說已經到了醫院，同學也安慰著家屬，告知病人目前已經沒有立即的危險。

　　進了急診室後，跟急診醫生交接了現場的情況與處置，醫生立刻請護士準備 TCP（增加心率的體外整律器），同時照會心臟科醫生。病人換上醫院的心律監視系統後，心律顯示著 JB。

　　不陌生的急診室，醫生走過來拍拍我的肩膀。

　　「算你識相，搞活了再送進來。」

　　「別這樣嘛！現場壓力也不小吔！」我一邊寫著救護紀錄表，一邊回答。

　　遠遠傳來護理師學姊問著：「你打幾號的 IC 啊？整包點滴已經打完了。」

　　「你下班前有機會去換他的點滴時，拔出來看就會知道了。小心點，拉出來需要一點時間。」

　　離院前，病人已經可以跟家人講話了，我的單車教練同學與馬拉松長跑學長被家屬圍著道謝，而我則躲進護理站內寫紀錄表。看到家屬的雀躍，我們內心也跟著雀躍，沒讓家屬的淚白流，我們的汗也就沒白流。

　　記得曾經寫過一篇文章「靈魂的重量」，如今我又發現了「心跳的距離」。這個距離似乎不能太遠，太遠的話，心，就會不動，所以必須很近，但也不能太近，太近的話，心，就會太累。

　　這個距離，不太容易拿捏，一個不注意，心，就會不見。

✳ 後記

這是歷史紀錄！

救護技術員是急診醫師的眼、手、口、心，他們把急診醫學帶到院前，是「街道醫學」（Street Medicine）。透過救護技術員將危急的病人自鬼門關前拉回，這就是到院前救護的精隨與價值所在。

臺北市政府消防局自1999年起導入線上醫療指導制度，針對到院前救護的疑難雜症，提供即時的醫療指導。這件案件是首例針對藥物使用，提出線上醫療指導申請。

99.99% 的院前救護案件，臺北市政府消防局救護技術員總能遊刃有餘、從容以對。但是對於高度困難的案例，偶而需要醫師的及時協助，這需要救護技術員豐富的學養與和醫療指導醫師間極佳的默契，才能完成這項幾近「不可能的任務」。

因為對珏瑋的認識與信賴，在電話另一頭了解現場的傷病狀況後，做出適當的決定。

最後，得知病人轉為清醒、病況穩定。我們的心，彷彿隔著電話兩頭空中擊掌，說了一聲：「YA！」

臺北市立聯合醫院忠孝院區急診醫學部主任 **李彬州醫師**

如果老天爺要你三更走

如果老天爺要你三更走

If god wanted you gone by 3am

絕對留你不到五更後

You will never survive till 5am

如果老天爺沒有要你走而你先走

If god does not want you gone and you have made plans

老天爺就會叫醒我

God will wake me up

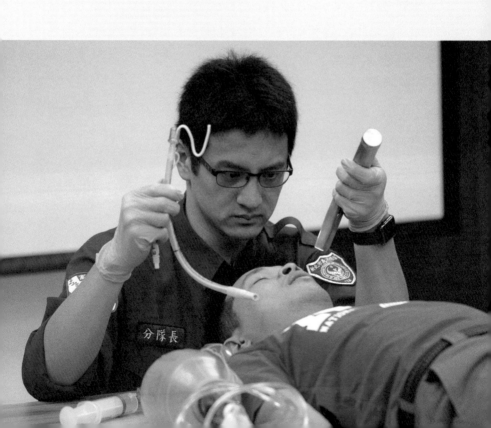

盜軀軀

自殺案件，對我們而言已經是每天例行性的勤務。我們見過的自殺方式百百種，勇敢的就是跳樓、舉槍、臥軌，艱熬的就是燒炭、跳河、自焚、上吊，唬人的就是吃藥、咬舌、絕食，智障的就是跳樓高度不夠只摔斷腿、跳河從橋上跳到水不夠深的草叢泥巴裡被蚊蟲叮到天亮、割腕割不到動脈的拚命亂劃。

總結這些只是想說明，國家耗費大量的資源建置相關的緊急應變機制，防治不可抗拒的天災或不小心的人禍，主要是為了保障無辜的生命財產受到傷害。然而刻意的人為災害，就是直接排擠了有限的救災救護資源，剝奪了無辜的生命財產保障。而更可惡的就是要自殺就算了，還波及他人或甚至刻意同歸於盡。

說穿了，這些無非就是當事者的目的與手段，反正都要死了，拖幾個陪葬的對他來說也沒差，但這就是我們現在的社會氛圍，要如何預防似乎也很難。

想想那些戰亂中的國家，那些逃亡中的難民，那些物資缺乏的地區人民，為了生存與保護家人，每天與死神差擦身而過，因為他們想死太容易，更多不想死的也死了，剩下活下來的人，求生意志是多麼的強烈，對於一個安全與穩

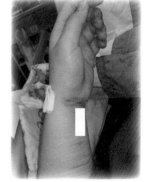

定的環境是多麼的渴求。

同樣是救護車與消防車的出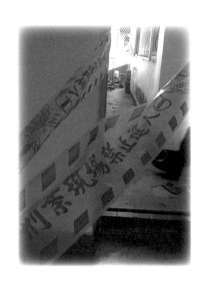
勤，那些地方救的是想活的人，
而我們卻是在救想死的人，真是
無比諷刺的對比。

有時，看著已經成功將自己
的本命蠟燭給吹熄的人，讓別人
來不及發現的靜靜消逝，內心其
實不會責怪他們為何不懂得珍惜
生命，而是感謝他們沒有造成別
人的困擾。甚至有些人很有責任心，把事情都交代清楚，然後讓
自己得到解脫，沒有動用到太多的緊急資源與時間，也沒有造成
別人的困擾與傷害。

另外，久病厭世的人，更是不捨去責怪他們的輕生，當家屬
拍著遺體大哭時，痛罵他們為何這麼傻，但我會替往生者想，家
屬似乎只是自私的希望家人的存在感，卻不知道往生者每天承受
的病痛，甚至一直支付著龐大的醫藥費。承受病痛或行動不便的
病人，能選擇輕生的方式有限，甚至還常常失敗，最終成功後何
苦再去苛責。

自殺，終究不是什麼好事，但卻是每個人最後的「大絕招」，
所以常會有人說要放大絕然後不敢放，也有人不知道放了之後會

失很多血，然後補不回來又死不了的殘疾一生。珍惜生命的人，就會用「大絕」的精神來陪家人，用「大絕」的力氣來對抗病魔。

就宗教的說法，要轉世為人，是要經過多少輪迴與修練，而該有的陽壽如果未盡但卻自我了斷，必將遭受天譴而入地獄受苦。其刑期就是到你陽壽到期，而自殺之後在世間所該面對的、所欠的，出世之後還是要加倍奉還。

在西方的說法中，自殺的英文為「commit suicide」，其中「commit」就是犯罪的意思。自殺也殺人罪的一種，也許法官已經不能再判你謀殺的刑責，但終究逃不過神的懲罰。

在這麼多尋短的方式中，最令人怵目驚心還是「盪鞦韆」。當然不是坐著盪，而是站著盪，現在物資豐富，已不需要七尺白綾，而是電線、水管、浴巾、皮帶、鍊條、窗簾繩、童軍繩等，隨著生前的怨念未了，也流行著紅衣紅褲的終了。無論如何，這樣默默的離開，不哭不鬧安安靜靜的讓你找不到。

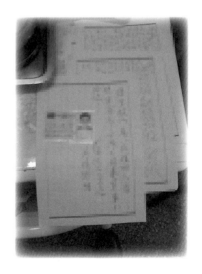

依稀記得剛畢業一年多時，第一次遇到上吊的案子，當時的危急案件雙軌救護是由醫院出勤，同時與醫院的 EMT 一起到達後，由於現場複雜的頂樓加蓋

建物，臺大醫院的 EMT 先行找到患者
的房間，隨後竟默默的走出來。我傻傻
的又走進去，被半空中的人嚇到，還是
在門口轉彎處而已。

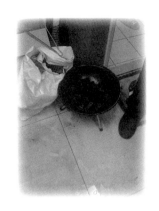

　　依照流程，我們必須評估生命徵
象，便拉張椅子站在她身邊摸著頸動
脈，手指緩緩離開羽毛剪髮型的下襬，
怕弄掉她的眼鏡。腫脹的身軀將鮮紅色
的睡袍撐得很滿，觸碰後的身體讓她在半空中稍微旋轉，就在離
開房間前，視線的餘光最後停留在牆上婚紗照前的床。

　　接著我奪門而出，去找那位臺大醫院的 EMT 算帳，為什麼
默默的擦身而過，也不跟我說清楚裡面的狀況，不然也在裡面陪
我壯膽。害我進去嚇一跳，驚恐害怕的把事情做完，就這樣記住
了這個傢伙，但來不及問他的名字就被他逃走。

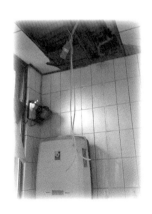

　　　　　　　　過了一年之後，偶然間我在醫院跟
一位名叫張志豪的院內 EMT 聊著，他
說他曾經遇過一個上吊的案子，然後在
門外偷看到一位 119 的 EMT，在裡面
驚慌失措的評估患者。

　　默默聽完他的恥笑之後就跟他說：
「我現在再把口罩戴起來，你有沒有覺
得很面熟？」

從此之後，也是義消的他，為了彌補對我的虧欠，每次去他投資的酒吧，一定都會多叫幾道小菜，然後記他的帳。如今他已是華航最帥的機師，也不是幾張機票就可以善了的。

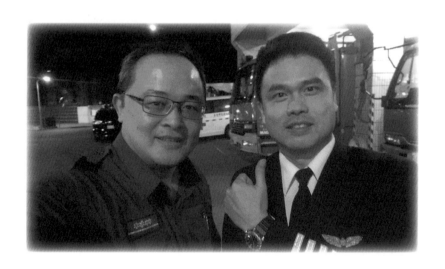

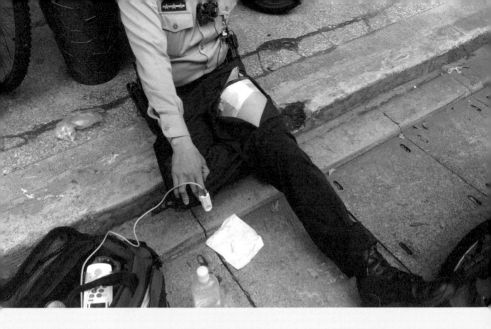

警察受傷

沒有任何一個警察想要受傷甚至殉職，

如果一旦遇到，我們願意自己會是挺身而出保護百姓的那一個。

天災來了，我們要比一般人更不能感到徬徨，

你可以緊緊握住的是我們的手，那是安定的力量，

相信我們，會一起撐過所有的大風大浪。

很多人問我你為什麼想一直當警察，我說那是信仰，

當你無怨無悔付出協助民眾每一個事件時，

你能看得見期待、微笑，還有點頭如搗蒜的道謝，

最重要的，你看得見自己，因為你早已經跨過警察這道牆。

員警 高振修 著（跨刀力挺珏瑋哥）

答案

【案件一】

「我這裡的點滴打上了，家屬，麻煩那條點滴導管給我一下。」親人很積極的把點滴管給我。

「你繼續壓胸，不影響我打 Bosmin（Epinephrine）。」

「好！」同事已經氣喘如牛的繼續壓胸。

「請問一下，他身體還有溫度，是不是還有救？」親人慢慢的問著，擔心是否會打斷我們的急救。

「那是穿衣服保暖的溫度，不是體溫。」同事一邊收拾器材一邊回答家屬。

「那這樣暖暖的是不是比較容易康復？」親人繼續問著。

在忙碌的急救過程中，家屬總是會一直詢問著我們不知道怎麼回答他說的問題，往往與同事彼此對望一下後，繼續的搬運著病人上救護車。

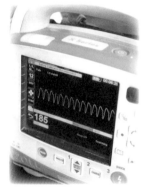

【案件二】

「小姐，你不要再靠過來看了，這裡都是擋風玻璃碎片，你也受了傷，讓我同事先幫你處理傷口好嗎？」似乎擋不住太太要看看先生的模樣，一點也不在乎她雪白的高跟鞋，沾染了機油的黑與布滿的血。

「119 大哥，他在說話，好像在叫我，他在叫我。」太太一直想去接近破掉的駕駛車窗。

染紅的頸圈，滴血的長背板，血流不停的浸溼著固定帶，推上救護車之後，他輕聲叫著老婆的姓名漸漸變成無意識的呻吟。

「119 大哥，他怎麼不說話了？他怎麼不說話了？你可以先不要壓那個球，先移開一下那個面罩好嗎？他這樣不能說話。」太太一直撫摸先生的胸部和肩膀，耳朵湊到他的下巴貼著甦醒球面罩旁，想再聽聽先生在說什麼話。

「119 大哥，我說話他聽得見嗎？」看著她祈求詢問的臉，我還是一言不發繼續壓著甦醒球。

家屬的這些問題，就醫療的角度而言雖然有點無知，但這卻是支持親人崩潰前唯一的想法，也是他們心中唯一的希望。

執行救護勤務時，總喜歡陪病人或家屬聊天、關懷與衛教。於公，可以建立良好的醫病關係，避免所有辛苦的急

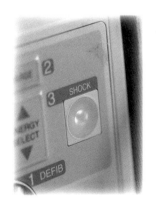

救處置，因為現場溝通誤會而被投訴服務態度不佳；於私，每件案子，都會有一位病痛的身體與一顆擔憂的心，不管是病人或是家屬，心中一定會有很多話想講，但沒人可以講或沒有人想聽，而我們就是他們最信任的陌生人，可以聽到許多感人的遭遇與動人的曾經。

然而，在許多緊急的環境裡，好想在忙碌之餘再給家屬多一點安心，哪怕又是一個善意的謊言也好，但是親人直接的問題，卻常常讓我們不知道如何回應安撫他即將面對的打擊。例如：「你們可以急救多久？」、「他怎樣才能自己呼吸？」、「可以幫他蓋件被子再壓胸嗎？這樣他會冷。」、「急診室用機器 CPR 壓胸部，是不是比較容易救回來？」、「醫生說等一下會再跟我講病人後續的處理問題，是不是要先辦住院？」……這些問題或許有些天真，但對家屬而言卻充滿著希望。

「我可不可以折壽給他？」、「我可以幫他再戴上另一串佛珠嗎？」、「是不是一直叫他，他就不會走掉？」、「小孩子先不可以哭……」、「我可以握著他禱告嗎？」

當出現這些聲音時，親人已經把希望寄託在宗教的力量上了，也許家屬的對話已經失去理性，但在這個時候，只要不干擾急救流程，我一定會成全他們想做的任何方法，就讓家屬

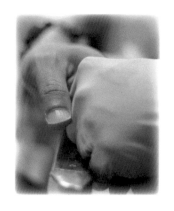

覺得，他們也做了最大的幫忙，不會在心中留下任何遺憾。

　　曾經有一次在進行 CPR 時，有家屬在旁邊起乩，突然往患者身上噴了一大口米酒，然後念念有詞。我在意的只是口水噴到我的口罩與臉上，很臭。雖然我也知道這位乩童的法力，遠遠不及我這個在廟會裡扛神轎、扛神將的陣頭小孩，但這也是家屬寄託的最後期望。

　　這些激情的聲音與平時沒人會去問的問題，未來也一定會再面對，我們還是一樣不知道怎麼跟你說，因為有些問題本來就是無法回答或是沒有答案。

曾經有位男孩問著女孩：
「如果有一天你不愛我了，可以早一點跟我說嗎？」
女孩：「那要在多久之前跟你說？」
男孩：「……」

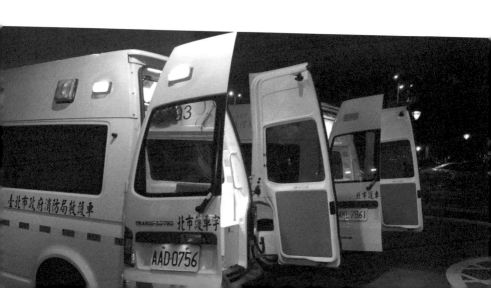

已經開始

關心　不再只是心理支持

而是握手撫肩

所以我們從接觸　已經凝視

急救　不再只是盡速送醫

而是盡早治療

所以我們在現場　已經開始

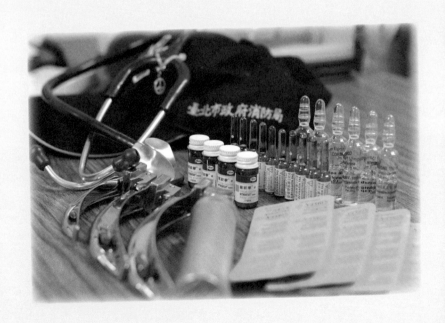

理智的瞬間

在科幻影片中常有一種戲碼，就是人類被敵人植入某種病毒，軀體就會變成行屍走肉，被病毒控制行為，接下來就是去執行破壞任務或攻擊人類。然後主角就會知道自己已經被感染，但就在病發前或病發中仍有意志可以抵抗時，偽裝已經病發，騙過敵人的戒心後接近核心，再給予致命的一擊，拯救了世界，最後再選擇自我了斷，避免傷及無辜。

隨著晚餐時間的接近，血糖下降的速度已經瘋狂加劇，隨著便當到來的廣播，口腔分泌的汁液已經完全失控，隨著打開飯盒的蒸氣，瞬間移動的筷子已經在白飯裡。

突然，出勤的警鈴聲響起，驚動的雙手、跳動的飯粒，讓插在飯裡的其中一根筷子墜落，而鼻孔內的水蒸氣，是這餐最後的溫度與香氣。強忍不捨回頭看見的是，奪門而出的門縫中，越來越小的便當，越來越遠的距離，帶著哽咽，發動救護車引擎，揚長而去。

精神異常，從古至今大家對這樣的疾病認知，隨著文明也跟著改變，從以為是邪靈附身的表現行為，到腦部結構、功能、神

經化學反應異常所引起。從前的治療方式，輕則關入大牢或丟在荒島，重則降妖伏魔放火燒掉；而現在是，輕則長期服藥家屬居家照料，重則強制送醫住院治療。

比起效率而言，古代處理一個精神病患只要一把柴火燃燒的時間，而現在光是在報案現場，要符合《精神衛生法》的強制送醫要件（他傷〔殺〕或自傷〔殺〕之虞），可能過了半天還在報案現場耗著，然後才可能將精神病患送醫。

下班時間，熙來攘往的街道，用救護車甩尾的打滑聲來提醒用路人禮讓，遠比喇叭、警示燈、警報器來的有效，當然這是嚴重的錯誤示範，沒有十五年以上的救護車駕駛經驗也別這樣玩。

又是件支援的救護案件，現場已經有就近的轄區分隊抵達，就將救護車停在轄區分隊救護車的後面，步行進入巷弄前，看著轄區分隊救護車內的搬運長背板也不在車內了。

舉凡這樣的患者，有些家屬覺得病人的症狀很輕不需就醫，甚至自行停藥，但鄰居街坊卻覺得生活在恐懼當中，因為會有騷擾或影響別人生活的舉動，就像是住在一顆不定時炸藥旁邊一樣。如患者有異常舉動出現，鄰居就趕快報案，而我們到了現場

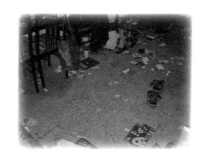

時，就會看見家屬很誠懇的一直向鄰居道歉，而患者若當下無相關舉動，也就無法強制就醫。

　　另外，也常見患者不定時精神異常發作，在家四處破壞與威脅家人安危，強制就醫後，病情一穩定就要出院。而當發作時又是一場大戰，全家大小都不能好好的生活，這樣的家庭，家人的眼神總是充滿無奈，並且要照顧這樣的親人一輩子，很難接受卻又不能遺棄。

　　還有一種是選擇傷害自己，藉由疼痛來壓抑自己的情緒，或幻聽指使傷害自己，這樣的病人，克制不住也很難預防他們傷害自己。全身規律的傷口與非致命性的刀痕，是求生的本能與無法控制傷害的拉鋸。不難想像與心疼的，是在意識清楚的狀態下忍受自己的傷害自殘，每次病發對這樣的人而言都是人間煉獄。為什麼這麼殘忍的惡疾，會發生在那麼脆弱的血肉之軀？

　　越來越接近案發現場，遠遠的看著轄區分隊的同事在抄錄資料而不是在急救，遇空氣就開始凝結的血液，擋不住持續湧出的血量，看著地上血流緩緩的推進，昏暗的水泥步道上，血水在路燈的反射下，引導著我的眼光指向一具安靜的大體。

　　顏面朝下的頭顱綻裂，讓白髮微禿的頭頂凹陷，不協調的肢體擺位，不會有完整的關節，很柔軟的軀幹異位，每根骨骼都裂

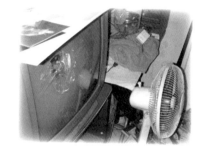

得很碎，接近大體周圍血泊的鞋尖，與仍須觸摸頸動脈的指尖，同進同出的退站在較淡的血腥味。

　　無論如何，它就是一種疾病，不管是躁鬱症或思覺失調症（精神分裂症），隨著遺傳與人類的文明，病灶也越來越複雜，所發展出來的異常行為也越來激烈，消耗一個家庭的經濟與精神資源的成本也越來越高。光是在救護現場觀察病人與家屬互動的艱辛，還有必須生活在一起的壓力環境，就很難想像他們如何度過每一天，何時才有解脫的那一天。

　　死者周圍越接近的人，關係就會越親近，不是夫妻就是子女，很容易就詢問出死者生前的相關情形。不意外的得知，死者生前一直被躁鬱症所苦，躁動起來就是攻擊家人破壞物品，憂鬱起來就是悶悶不樂胡言亂語，而在這次發作之後卻是從十幾層樓的窗口一躍而下，讓家人完全措手不及，就這樣的發生與結束。

　　現場交由員警處理之後，在返隊的途中思考著，一般人也許都認為病患選擇輕生的當下，是病情最嚴重與完全失去理智的時刻，但比較起科幻片的情節，也許病患選擇輕生的當下，其實是理智的。因為他深深知道，自己帶給最愛的家人及親友多大的困擾與傷害，趕緊把握這個理智的瞬間，用結束自己的生命，還給至親一個安逸的生活，來終止這一場不知道還要延續多久的世間悲劇。

後記

　　即使投身精神醫療醫療已超過十年，早擺脫初出茅廬時的稚嫩，但身為一名精神科醫師，面對「自殺」這個議題時，往往還是得先深呼吸一口氣，在腦袋裡先喚起住院醫師時代前輩的諄諄告誡，才能拉緊理性的鋼索，而不讓自己的情緒被牽動。

　　有時幸運一些，個案在獲救後順利來到診間，而我有充裕的時間釐清峰迴路轉的事件始末，進而為其安排治療，大多個案因此走過低潮，得以平安度過。但有時個案的狀況改善有限，受困於負面情緒中難以自拔，生存變成極大的負擔與壓力，除了憂心之外，總會提醒個案記得在每個關鍵時刻撥通電話，讓旁人有機會拉自己一把。

　　偶而事件的發展超乎預期，身為治療者的我，最終只能從家屬口中、病歷資料註記，甚至是警政與法政的通知中，得知個案已結束生命的消息。各種情境的發展迥異，但對於坐在診療室中的我而言，卻只有一種相同的心情，稱之為「遺憾」。

　　自殺議題已然成為跨世代、跨領域的重要議題，舉凡高風險個案的辨識、篩檢、預防以及自殺者的相關處遇，甚至自殺遺族的傷慟處理，均有專業的資源可供運用。若您身

邊的人正陷於生命的低潮，記得提供陪伴、聆聽以及建議他尋求適當的專業協助。若您自己正是受困於情緒的人，別忘了，在每個煎熬難耐，以為就要撐不下去的時刻，永遠記得給自己、也給生命一個機會。

在理智與衝動拔河的瞬間，在每個生命的轉彎處，但願都不再留下遺憾。

衛生福利部桃園療養院 **許元彰醫師**

精神病

有一種病，迄今還是會被認為是惡靈附身或是卡到陰……

在三百年前會被綁在木樁上用火燒掉，

不用一個小時得以國泰民安，

多麼快速徹底殺雞儆猴，但卻誤殺了許多無辜的人。

在三百年後會被綁在擔架上送去醫院，

至少一個小時才能結束任務，

占用多少緊急救護資源，但卻影響了無辜危急病人。

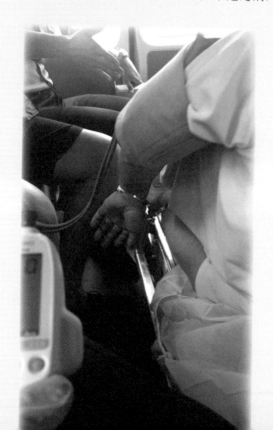

謊報 119 求救電話背後的省思

　　各大新聞連續報導著學生謊報 119 事件，也閱讀到聯合報的相關內容（2010.03.16），由一位具有救護技術員身分的大學生所投的稿，身為消防人員，感觸更為深切，回想起每當抵達現場時，四處搜尋待救民眾的位置，仔細聆聽所有的聲音。

　　當深夜 119 受理求救電話報案後，消防車的警笛聲劃破了寂靜的夜空，可預見將有一場災難被結束；救護車的裝備在急救現場灑滿一地，也將有一個生命被延續。想想，當 119 求救電話撥出之前，一場迅速延燒的火焰正在蔓延，一個氣若游絲的生命即將停止。

　　火災、車禍創傷、工地意外、小孩燙傷、老人病危、腦心血管急症等一切的突發，衝擊著每顆家屬的心靈，考驗著每個親人的情緒。在祈求上蒼之前，親友的唯一希望，就是讓消防車、救護車保護著脆弱的生命，讓消防救災、救護人員延續著受創的靈魂。

　　這些感受，只有求救過 119 或是被救援救護過的人才能明白。同樣的，建置這些制度與福利，是要花多少納稅人金錢、多少經驗、多少時間與精力才有眼前的一切，讓每個生命遇到那些突發狀況時，能將傷害減到最低，保障更多的生命財產安全。

　　天災無法避免，人禍很難預防，然而 119 的救災救護資源全然無限投入，每個消防救災救護人員也是個生命，有多少工作需要面對不可預期的危險，有哪些工作會讓你騎虎難下的硬幹完成，但讀聖賢書所為何事，就是對自己工作的熱忱與執著，因為受過嚴苛的訓練與磨練，才能面對恐懼的工作環境與聽見脆弱的聲音，這就是救災救護最驕傲、最讓民眾安心的一面。

　　這些有限的資源做了多少事情？據統計，民國 98 年臺北市消防局共出勤 251 件大小火警或其他災害勤務，以及 112,599 件緊急救護案件，平均每個月有 21 件大小火警及其他災害發生，每天有 313 趟次的緊急救護勤務。而從民國 88 年 6 月臺北市消防局金鳳凰專責救護隊成立以來，累計到民國 106 年 3 月，共有 284 位民眾為「OHCA」（Out of Hospital Cardiac Arrest，到院前心肺功能停止），經過 119 救護人員於現場急救後送醫且康復出院，這些優良績效提供了市民最佳的生命保障。

　　天災人禍之外，縱火、玩火、跳樓、跳河、揚言幹嘛幹嘛等這些來亂的，還是要動員很多人冒著自己的生命危險去維護他的生命，這也讓更多的人在同一時間失去了安全的保障。

　　「謊報」，一通電話啟動了龐大的救援系統，觸動了每位快速反應單位激盪的心，剝奪了無數無辜生命該受到的保障，占用了搶救天災人禍的黃金時間。想想這些國家用來保護生命靈魂的重要資源，被玩弄在個人股掌之間，比那些來亂的人還要不得，還有什麼比這種更糟糕的？

救災救護資源有限，每通電話都是傾巢而出，每部龐大的消防車在路上奔馳與每部救護車在街上狂飆都背負著極大的風險，這樣的傾巢而出，每位消防救災救護賭上的都是自己的生命與精力，任何閃失都是漫長的訴訟與行政程序的壓力。

快感，是人性最有效率與效果的享受，然而，享受謊報 119 的快感，無形之中瞬時讓多少寶貴的生命靈魂失去了應有的保障，殘害了多少無辜等待救援的生命。身受劇痛的緊急傷病患，每分每秒都是煎熬，深陷高溫火災現場的民眾，已經不知道如何吸進下一口氣，因謊報形成資源調度延遲，他承受劇痛或面對死亡恐懼時間的延長，源自於一個陌生人在享受玩弄的快感，孰知，再多的罰款、再大的刑責，也彌補不了受害者與家屬的傷痛。

謊報 119 求救電話，所賭上的絕對遠遠超出一般人所知道的一切，消防隊高密度的勤務量，每趟都是在跟死神搶時間，每分每秒都要去爭取，可想而知，每一件的謊報對於同時發生的緊急事件傷害有多大。

所以如果你很想看消防車與救護車時，就到附近的消防隊慢慢欣賞吧！千萬不要打 119 想讓他們從你面前經過。當您認為謊報是好玩的一件事情時，可否先好好省思，當您身陷危難的時候，消防車與救護車就會為你狂飆奔馳，當你想撥 119 來玩玩時，想想你的親朋好友可能身陷危急，或許他們正是下一通電話中等待求救的人。

同類相殘

在愚孝裡最可悲的，
是已經確定的生命終點，又毫無意義的繼續急救，
是破壞肉體軀殼的尊嚴，又增加精神靈魂的傷痛，
一直傷害親人。

在動物界裡最殘忍的，
不是非洲大草原裡的獅子老虎獵食羚羊小鹿，
不是亞馬遜森林裡的螞蟻大軍啃蝕大型生物，
而是同類相殘。

但人類相殘，似乎早已習慣而且沒有罪惡感。

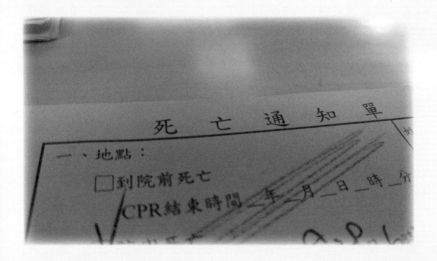

酒醉路倒

　　一直猶豫著，在一本這麼清高的書當中，是否真要出現這種粗俗沒營養與批判沒水準的文章呢？經過深思熟慮之後，決定以髒話打完這篇文章，但髒話都是臺語比較多，文字也很難呈現髒話的張力與爆發力，所以就盡其所能的激起讀者內心最憤怒的一面來閱讀，這樣就能一起感同身受這些案子是多麼的令人覺得火大，多麼嚴苛的考驗著親切善良的救護與醫護人員，挑戰他們的愛心的極限與善良的底線。

　　為什麼有些人一喝了酒就會失控？從無法停止繼續喝酒開始失控，接著就一直喝下去，直到酒精麻痺全身與大腦後倒地，所有不堪入目與令人憤怒的事情，就在倒地之前瘋狂的發生。

　　最常見的就是年輕人不勝酒力，深夜倒在騎樓嚇到路人，熱心民眾就會打 119 叫救護車。在我們到達的時候，乖一點的會在被我們叫醒之後自己離開，皮一點的會大叫完後離開，爛一點的會被我們叫醒後繼續賴在地上睡。

　　最欣賞這種人的勇氣，穿著時尚打扮卻不畏環境的髒亂與噁心，繼續睡得怡然自得，被我們吵到不能好好睡之後自己離開。另外，醉到隨地尿尿的也很常見，毫不避諱的直接掏出來開始尿，然後撒到整條褲子都是尿，跟有沒有掏出來尿沒什麼兩樣。

最可惡的有二種人，一種是酒醉當事人，現場跟救護人員與員警起爭執，全身吐滿穢物還要故意過來跟你拉扯，不願離開的走了幾步之後又繼續睡，叫醒他之後繼續跟你吵。然後還會滿街跑，又必須保護他避免跑到馬路上被車撞到，於是又是一番拉扯。如果再勸不聽與大鬧，員警只好上銬帶走。

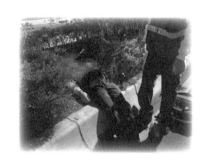

至於另外一種人，就是路過的正義魔人，這樣的路人深深覺得喝酒的人一定有他們的苦衷，才會放下自尊發洩自己，要求我們應該將這樣可憐的人送去醫院休息，還有醫護人員可以照顧，因為他們可能也有納稅與繳健保費，所以有權利受到醫療保障。然後就在旁邊一直吆喝與錄影，一直指揮你應該怎樣怎樣，大小聲的程度不亞於酒醉當事人。

這樣的酒醉民眾就算是送到醫院，也只是占了急診珍貴的床位與急救空間，浪費急診醫師與護理師的看診與照護時間。更糟

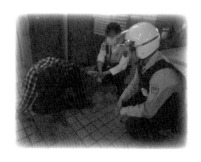

糕的還會直接在病床上拉屎、拉尿，真的是倒楣了當時跟他一起就醫的民眾。

如果這樣的人還在急診室發酒瘋，影響其他正在治療或休息的病人，甚至攻擊傷害醫護人

員，這不叫可恥什麼才叫可恥呢？

　　讓人感到訝異的是，有些女生可以不顧自己的安危，就直接喝醉倒在路邊，對於所謂的「撿屍」（喝醉不醒人事，遭人抬走性侵）都不會害怕嗎？來得及的還會被我們叫醒，通知家人帶走，但有多少來不及被善良民眾發現報案的，直接就被別人抬走了。當我們致力於犯罪預防時，這些不懂得珍惜自己的女生，何苦要讓自己陷入危險，然後遭到嚴重的傷害，也助長了犯罪誘惑與動機。

　　強烈呼籲那些天真無邪的女生，除了要好好鍛鍊自己的酒量之外，千萬別跟一群不熟的朋友去喝酒，更不要跟不認識的男生去喝。雖然在江湖走跳，不管男女難免交際應酬飲酒助興，所謂官方交流只是場面話，非官方的交流才是真交流。

　　但無論如何還是要懂得保護自己，知所進退，在安全的場合不能輸，在危險的場合要裝輸，才能安全的離開。同時可以看清誰是要幫你的朋友，誰是想害你的人。

　　這樣酒醉路倒的案件，一樣都會進行生命徵象評估，若穩

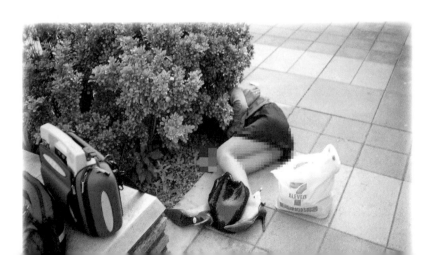

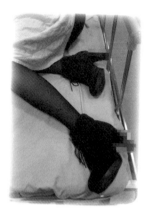

定的話，在叫醒並詢問相關資訊後，會協助聯絡家人來帶回家；若是完全叫不醒，就進行就醫內科急救流程處理，送到醫院急救。另外，很麻煩的就是酒醉後摔傷，摔到頭破血流還嚷著不要去醫院，抗拒就醫過程血流到處沾染噴濺，不知道自己會有生命危險的大吵大鬧。然而為了患者的安全，每當遇到這樣的案件，只好犧牲自己的制服，在拉扯中將他們送醫。由於血乾掉後是無法洗乾淨的，更何況是大片的血漬，基於感染控制的概念，只好直接丟了。

只要這樣的案件出勤，所費的時間從半個小時到一個小時不等，在這期間只要轄內有其他的緊急案件，就必須派遣更遠的分隊前來支援。執行這種浪費緊急醫療的救護案件，就跟裝備不足

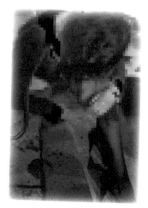

還愛逞強的登山團體一樣，上山後還要耗費大量的人力物力去救他們下來。

國家為了保障人民生命財產安全，付出了相當大的經濟資源與行政資源，建立了緊急醫療救護系統，讓民眾不管是因病危急或因傷意外，能夠將其傷害降到最低，讓醫療得到最好的品質。而這些不外乎就是第一線的消防救護人員

與醫院急診的醫護人員的工作。但在這些工作當中，就是有一群不是病人的病人，不需要緊急醫療資源卻大量占用資源的人，甚至影響其他需要緊急醫療資源與醫護人員。這些人直接或間接的

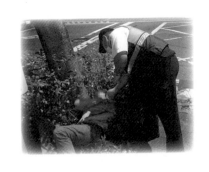

危害到他人生命，與縱火犯、氣爆自殺犯、殺人犯根本無異。

　　而這種人或其家屬，完全看不到對別人直接或間接的傷害，但身為第一線的我們，卻是歷歷在目。因為他們看不到，所以不會感到罪惡感，甚至覺得理所當然，但我們卻身處其中，知道這些人正影響著危急的民眾，所以感到憤怒，這些急需緊急醫療資源的民眾是何其無辜啊！

　　但我們的法律太過寬鬆，我們的教育太過失敗，無法喝止這些的事情發生，只能眼睜睜看著許多倒楣的民眾與無辜的靈魂，在這些救不了他們的環境中逝世。此時再多的責罵與再多的眼淚，也改變不了這樣的現象。

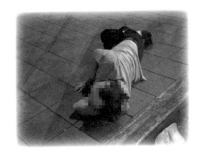

　　酒，它是無辜的，它在人們的生活中扮演著非常重要的角色，我家客廳裝潢著一個調酒櫃與紅酒櫃，陶冶生活樂趣。但這樣的休閒活動卻被許多人誤用，

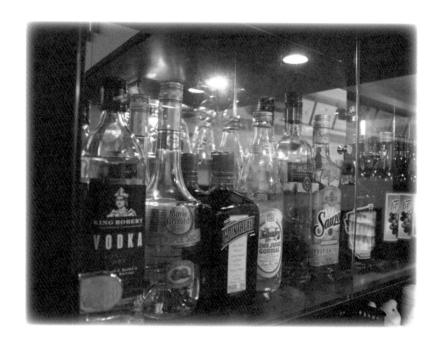

成了無辜的殺人工具。當你明白你不應該使用緊急醫療資源卻使用了它，就應該立即停止使用，留給需要的人，改變自己的習性，為了自己的健康與他人的安全，讓酒成為生活中的點綴而不是幫兇，讓酒回到最原始的美好角色。

　　依稀記得，曾在情色酒店門口處理一位酒醉路倒的男性民眾，他半醉半醒的說出了家裡電話，很快的聯繫到了家人，很快的太太就趕到了現場。破口大罵的斥責，說是要去同事家吃飯，怎麼跑來酒店喝酒？先生頻頻解釋是因為在同事家喝醉，可能沒說清楚地址，才被計程車丟包在這裡的。

不久後，一位火辣爆乳的青樓女子，找到了她的恩公說：「先生，你的皮夾掉在店裡了，還好你沒走遠。」

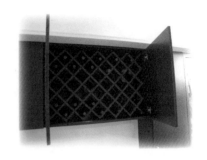

✳ 後記

有哪一類的患者，能讓所有救護人員與醫護人員共同翻白眼呢？大概只有酒醉患者了吧！所謂「喝酒傷肝，不喝酒傷心」，但其實慢性酒精中毒對全身器官都有嚴重的影響，更會讓人變笨、變肥、陽痿，加上大部分臺灣人先天都缺少解酒酶基因，罹癌機會比歐美人士高出 50 倍！

撇開對酒醉者自己的衝擊，這類患者對救護人員也是種威脅。酒醉者的情緒激動易怒，判斷力變差，導致與人衝突，酒醒後才又對鬧事感到懊悔，不僅僅是浪費資源，反反覆覆的脾氣與行為，更是救護人員與醫護人員沉重的情緒負擔。所以酒最好能不喝，但若真的要喝酒，還是適可而止吧！

不過，每當救護員「不幸」遇到酒醉患者，還是要注意

四個問題，以免踩到地雷：

一、患者意識改變是否真的是因為酒精嗎？

二、酒醉患者是否有自傷傷人或發生意外的風險？

三、酒醉患者當下是否有能力拒絕照顧嗎？

四、有其他人能照顧患者嗎？

　　這樣的酒醉患者，若本身無重大病史，僅因不勝酒力而醉倒，在急診室與在家睡沒什麼兩樣，但卻占了急診室珍貴的一張病床。醫師必須依流程進行評估檢查，確認無危險之虞，另外還要再進行相關血液檢測，護理師還要定時去量測生命徵象。這樣的患者占用的，不僅僅是一張病床而已，而浪費了醫生、護理師、檢驗室的醫療資源，排擠了更多亟需救治的病患時間。

　　喝酒是個人行為，然而喝到酒醉路倒被 119 救護車送到醫院，就形同於自殺患者的個人行為。自殺或自傷之後還要占用緊急救護資源送醫，排擠了案發附近的救護資源，到院後醫師除了要救治不可抗力的內外科疾病患者，還要來救治這些自殺患者，增加救護資源與醫療資源的負擔，如果這樣的酒醉患者還在急診室大鬧，那真的是天理不容。

張國治醫師

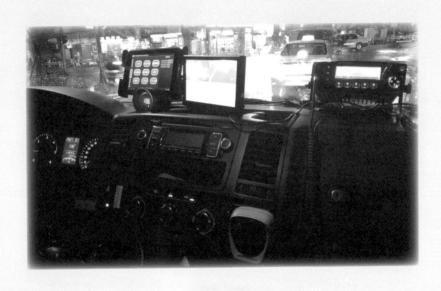

青樓女子

送醫返隊途中，常常會經過臺北市著名的聲色場所酒店大街，
沿路都是青樓女子與她們的恩客，忽然覺得……

青樓大街的青樓女子，風雨無阻，恩客依舊絡繹不絕，
消防分隊的救護人員，風雨無阻，求救依舊絡繹不絕，
我們一樣是服務業，只是一個不用錢，一個很貴，
我們一樣任客人要求，只是一個不能拒絕，一個可以加錢，
我們一樣都激突了，只是一個淋的是大雨，一個淋的是啤酒，
我們一樣內褲都溼了，只是一個來不及乾，一個……

老師

　　消防分隊最不願意面對但又必須接受的現象之一，就是轄區內有老舊眷村或是安養院，因為這些都是叫 119 救護車的大戶。眷村內不乏高齡退伍老兵或家屬，而安養院當然就是老人的集散地了。若是健康的老人，在安養院的照顧下，生活與晚年都不差；但若是長期臥病在床宿疾纏身，生活品質可能就不會那麼好了。

　　精實的勤務規範，每天早上八點交班時都會清點一下救護車內的醫療器耗材，檢查一下油水電是否足夠。而十幾年來，我總是有個莫名的死穴，在交班的時候把玩哪一項設備器材太久，等一下就會用到那個東西。例如把紗布補滿，就會有人墜樓；把點滴袋擺好，就會有休克案件；檢查一下燒燙傷包有沒有破損，就會發生自焚；上次只不過看看生產包的消毒期限，結果就在高鐵月臺接生一個小孩……，好可怕的魔咒！

　　同樣的，檢查置入氣管內管用的喉頭鏡燈泡時，由於照明亮度不足，於是就換了顆電池，當檢查完後關上車門後，電話就響起，警鈴就響起，就再把車門開啟，發動引擎，等待正在值班室拿派遣單與無線電的同事上車。

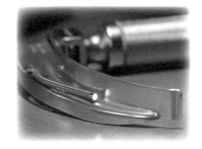

　　對於安養院與老人的接觸有很深的感觸，現在上有老父母、下有兒女的中年人，無法照顧年邁的長輩是很普遍的事，安養院

的市場也就生生不息，所以被送到安養院的老人並非全然是被遺棄的一群，當然安養品質也就脫離不了價格的區分。

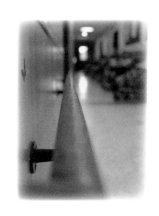

很明顯的，進入安養院一聞味道，就感覺得出這裡的環境品質，當前往品質不高的安養院執行緊急救護時，就會覺得這裡的老人很可憐，在這樣的環境下過著晚年。若是到達報案地點才知道這是非法的地下安養院，就覺得在這裡的老人更慘，過著豢養的日子度過餘年。然而再想想那些老遊民生活在街頭的情況，連吃睡都有問題，就會覺得其實只要有得吃、住已經算很幸福了。

不管什麼層次的老人，在你為他把屎把尿後，還申訴你服務態度不佳、動作太慢的時候，就會深深覺得，老人真的是一種很複雜的演化。

一點都不陌生的地址，轄區內的使用大戶，下車後帶著救護裝備，循著安養院內外傭的眼神，就會知道是哪個方向、哪個房間與哪個床位。

接近患者時，安養院的工作人員已經在幫老人做 CPR，工作人員看見我們抵達，準備放手給我們接手時，同事立刻叫他們繼續壓胸不要停。同事開始準備點滴與靜脈注射，而我請實習生在工作人員旁邊準備，等到工作人員壓完 30 下之後，用甦醒球給兩口氣的空檔再接手 CPR，避免壓胸時不必要的中斷。

而我跪在病人頭頂的位置，準備氣管內管的插管器械，同時詢問著看護老人OHCA的發生時間與病史。看護跟我說患者是癌症病人，立即再詢問患者有沒有簽屬DNR（Do not resuscitate：放棄心肺復甦術、放棄急救同意書）？看護搖搖頭說，家屬沒有在北部，也很久沒來看他了，剛剛有電話聯絡但找不到人。

自己長嘆一口氣之後，握著喉頭鏡迅速的插入口腔，挑起喉頭鏡的葉片，葉片前的燈泡將上呼吸道聲帶照得非常清楚，餘光看著地上已經放好通條的氣管內管，拿著管頭在空中將拆一半的包裝袋甩掉，內心一股不捨的將氣管內管插入聲帶內，接著拉出通條並將管尾的固定氣囊打滿，耳邊也傳來同事與另一名實習生協同打上點滴並準備注射強心劑的注射時間。

將患者搬運至救護車後，故作堅強的實習生，第一次真人CPR，在我們嚴厲的眼神下，很認真的照速率按壓胸部。另一名實習生也是第一次跟往生者這麼接近的蹲在頭前，規律的擠壓甦醒球做好人工呼吸，我只要在旁邊每三分鐘從點滴管給一支強心劑就可以了。

幾乎是皮包骨的患者到院後，在跟醫師交接時，只說了幾個關鍵字：「癌症、安養院、無家屬。」醫師聽完之後也嘆了一口氣，回頭跟急救室裡的人說：「就上全套吧！」而實習生放下心中的壓力與恐懼之後，暗自的確幸的第一次執行OHCA救護案件，二個人相互討論與分享彼此所在位置的操作心得。

一直以來，對於救活會拖垮家人經濟與耐性的病人，內心充斥的不是將 OHCA 患者救活的喜悅，而是知道又再延續了一場悲劇，因為家人自以為可以長期照顧這樣的病人。

　　只是我們的工作，對於急救流程的落實，不能因為個案而鬆懈，只能在初接觸這類的患者時，一邊急救一邊用簡潔的詞彙詢問家屬，確定還要再急救送醫嗎？這場悲劇是否繼續延續，就交由家屬以他們的人生觀來決定。

　　也許有一天，家屬會後悔為什麼要讓長輩這麼痛苦的活下來，花光所有積蓄就為了一顆只會跳的心臟與靠呼吸器的呼吸，以為已經腦死的患者還會聽得見，以為奇蹟會發生在他的家庭。而所謂的奇蹟，也許只是植物人在幾年之後，不會動的手腳突然動了一下，覺得再經過幾年後就可以站起來，覺得可以像是感冒後康復般的痊癒。在後悔之後，直到另一位高齡或罹患宿疾的長輩心臟停止後，才改變人生觀的學會放棄，了解善終的意義。

　　安養院老人並非全然是被遺棄的一群，但還是有被遺棄的另一群，這一群家屬沒讓老人家流落街頭也算不錯了，但還是有很多被遺棄的植物人、長期宿疾臥病在床的老人或是癌末病人在安養院，有些是家人送來的，有些是社會局轉介的。結論就是沒人可以替他們做主，所以並不會有什麼醫療資訊，更不會知道有沒

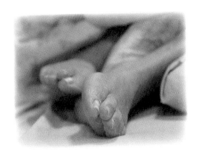

有 DNR 這種東西。

　　再者，安養院也不希望將大體放在院內辦理後事，所以不論如何，一定會打119叫救護車急救與送醫，哪怕是連絡到了家屬，往往也都會希望送醫救救看，急診只好照流程再急救一段時間。除了我們在現場插上的管、打好的針外，在院內把急救流程剩下沒插、沒打的通通補齊。經過一段時間後，有家屬趕來的，再跟家屬解釋已經做了哪些，也盡力了，所以⋯⋯；沒有家屬的，就直接跟安養院的人說，所以⋯⋯

　　獨自站在急救區外的診間角落，靜靜的繕打電子救護紀錄表，看著剛剛用手機拍下患者證件的圖片，在輸入患者相關資料時，其中高齡的年紀與勾選了不少項目的過去病史，讓我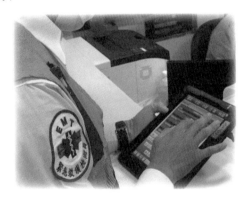深深替這位老人感到不捨，因為他晚年受盡病痛折磨，往生後的肉體還要受我們侵入性治療的摧殘。

　　資料繕打完成後，慢慢的走回急救室門外，從門簾縫隙看見了病床上老人家的雙腳。萎縮的小腿與變形的指甲，內心深深的向這位病人道歉，依程序必須執行的處置；同時也深深的感謝他，讓我們的實習生學到了很多，也讓我們的相關醫療技術精進。

　　這樣的病人，也許沒有像醫學院的大體老師一樣，供學生

上生理解剖課程，但卻是在到院前更實用的提升了我們在狹小空間的氣管插管技巧，精進了往生者血管下沉的靜脈注射技術，讓我們的實習生可以按壓到真人的胸部，有別於 CPR 按壓安妮模型的觸感，並且可以克服心理恐懼，穩穩的完成院外的 CPR AED 急救流程。

到院後，讓新手護理人員在沒有家屬或病人壓力的氛圍下，提升靜脈注射、抽靜脈血或動脈血的技術，讓年輕醫師訓練掃超音波的技術與判讀、初步診斷、協調照會等能力，還有增加急救過程的指揮經驗，並且在無家屬可做決定的情況下，給病患最合適的治療。另外，還可能要去磨練 EQ，就是去面對後續趕來沒什麼理智的家屬，跟他們解釋病情與建議處理方式。

這群被遺棄的老人或病人，也許晚年過得不是很好，餘年生活得很落寞，但由於這樣的社會氛圍，造就了他們的偉大，使他們成為了遺愛人間的另類大體老師。

✳ 後記

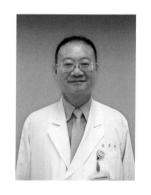

到院前救護，除了做起死回生改善症狀的救護外，也天天面對人生百態，看遍人生百態，由出生到終老所有年齡層的病人都會遇到，會遇到富貴賢達，也會看到貧困孤

苦。隨著人口老化，老人照顧、安養院照顧已是融入社會中每一個角落，DNR 觀念近年來在許多專家的推動下，民眾的接受度已大幅增加。

和珏瑋認識 10 多年，他不僅在高級救護技術員的急救技能功力精擅，對事的處理更是細膩過人，可以看到一般人看不到的事情深處，參悟人生道理，生老病死皆雲淡風輕。

在美國高級心臟救命術（ACLS, Advanced Cardiac Life Support）課程中，教氣管插管的老師常為高級救護技術員，因為他們熟悉在各種艱困環境中插管，而且由於多數插管在到院前就已完成，所以經驗豐富、技術純熟。看到珏瑋冷靜精湛插管技能，相信高級救護技術員在 ACLS 課程中教氣管插管，在臺灣很快就可以看到。

民國 80 年前後，我的老師胡勝川教授剛開始在臺灣推動緊急醫療救護，當時調查百分之九十的消防隊員喜歡打火救災而不喜歡做救護，那時多數的救護勤務僅以運送為主。如今在許多夥伴們的努力下，臺灣的到院前緊急醫療救護與歐美先進國家相較下已毫不遜色，臺灣的救護技術員每天都在做起死回生的事，尤其是像珏瑋一樣膽大心細又熱血的高級救護技術員加入，更大幅提昇民眾生命安全的保障。

臺北醫學大學附設醫院急診重症醫學部主任 **高偉峰醫師**

要癱瘓一個家人的經濟

要癱瘓一個家人的經濟，只要家裡有人因病長期臥床，
要癱瘓一個家庭的和諧，只要家裡有人罹患精神疾病，
要癱瘓一個家族的靈魂，只要家裡有人反對放棄急救。

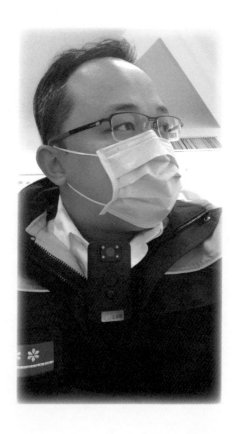

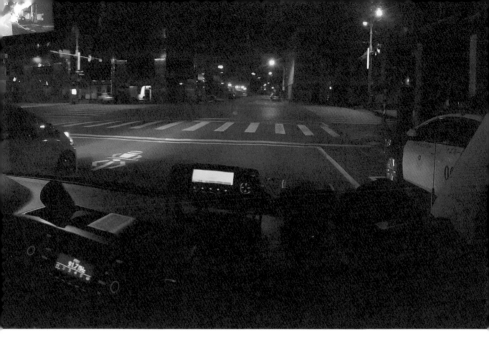

救護車

　　紅色的光線照著白色的車頭，晝夜穿梭在都市的每個角落，禮不禮讓救護車，都讓車流都承受著震耳欲聾，左左右右的車身讓方向燈只是象徵性的跳動。

　　兩對專注的眼眸，一對注視著街道的盡頭，一對延長著生命的盡頭，握著不是可以看見未來的水晶球，而是可以決定生命未來的甦醒球，司機腦子裡清楚的知道距離醫院還有幾個路口，而後座救護技術員的心中只有規律的壓胸節奏。

　　心臟強心針讓末稍血管狠狠的收縮，不安的血液只能乖乖的循環在胸口，藥瓶空針在車內地板上不停的晃動，煞車之後換成擔架床輪子開始滾動。

　　醫院急診室就像是救護車的港口，總是敞開大門的等著我們

去停泊，推進去的貨，必須照單全收。碼頭上的苦工，身上沾的不是污黑機油，而是沾著血漬的身與手，身上沒有鹹鹹的海水，卻有著乾掉的汗水。

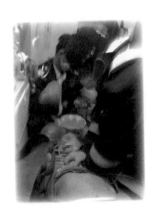

　　每每跟許多魑魅魍魎擦身而過，不知道會不會擋到門口？每每跟許多擔架床上的病人四目相對的時候，不知道他們是否可以聽見我心中在叫他們加油？他們會不會幫我搬著他自己，還是遠遠的看著我，狠狠從他的嘴巴插進一根二十多公分的塑膠管與接頭。

　　其實，都很想跟你的家屬說，你已經走很久，回不來了，但是他們就是覺得你還在。當然，我也相信你還在，而且就在旁邊，當你看見我不得不傷害你的身體時，是否可以托夢跟你的家人說，你看了會很難過。

　　民俗裡，有兩位將軍，謝將軍與范將軍，也稱為「七爺八爺」，他們生前是好朋友，所以死後就一起工作，他們的工作就是將大限已到的靈魂帶回陰曹地府。他們的造型是一高一矮、一黑一白，所以也被稱為黑白無常，在老人家的心裡，對於他們的存在置信不疑。

　　依稀記得一場勤務中的大雨，淋溼了兩個人的深色救護外套，進屋時其中一位先脫掉，只剩白色制服，而我繼續穿著外套。

兩個人一起進到患者房間，重病的爺爺應該有老花眼，看著一黑一白的兩個人走進來，那老人家慌張的叫著：「來了來了，他們來了！」

婆婆跟著說了一句：「是我叫來的。」

記得高中時買了第一臺英漢翻譯機，機器內有一堆生活與娛樂的功能，而使用次數最少的就是英漢翻譯功能。在一堆娛樂功能裡，只要輸入出生年月日與出生時間，就可以算出八字的輕重，最輕的二兩一，最重七兩二，我的是三兩半，跟皇帝命的七兩二重比起來，不至於被鬼欺負，但也應該當不了什麼大官。

雖然不知道八字這種東西的意義何在，在阿飄放風的月份裡，遇不遇得到與其要用八字來決定，倒不如用緣分顯得更溫馨。遇到了，也許就像是陌生人般的擦身而過，或許他也不想讓你認出來。他只是來放空，不想被打擾，去看看家人，去找找朋友，從窗外看看自己的小孩、先生、太太，等他們睡著再到旁邊說說話，好好回答家人在墳前問的話。等他們睡熟再到夢裡盡情的擁抱，不用再讓親人撫拭著相框或圖片檔，憑空回憶那場意外的最後擁抱。

在深夜的值班裡，值班室望出去的幾輛救護車內，會不會有人還沒下車就跟回來分隊？我們車庫不大，蚊子又多，在那裡徘徊應該不好受。有時心情很

179

複雜，寫不出什麼動人的文章，所以看不到我在值班室打的新文章，不知道他們會不會讓失望？

救護車，醫療運輸車，原本是種讓人敬畏的車，但隨著社會的文明，對於生命的尊重與意義，似乎已經可以用經濟與需求來衡量它的價值。例如心臟缺氧幾分鐘就可以痛到死人，大腦缺氧幾分鐘就可以變成植物人，但家屬往往因為要不要叫 119 救護車就考慮幾分鐘。有時建議家屬或病人就近送醫，以把握黃金搶救時間，但家屬或病人卻以病歷與就診習慣方便，而浪費更多時間去更遠的醫院，我們勸也沒用、講也不聽，再說家屬就會生氣，只好滿足民眾需求，若病情沒差那幾分鐘，那叫救護車幹嘛？

當送到指定比較遠的醫院時，附近的民眾有緊急需要救護車時怎麼辦？當然就是叫更遠的救護車去支援啊！那更遠的人有需要呢？就繼續支援下去吧！

所以緊急的定義不是由醫學定義，而是由人性或情緒定義。在一個給付低廉甚至免費的緊急醫療救護資源環境中，濫用與浪費的現象就孕育而生，同時也排擠了真正需要緊急醫療救護資源的人，但在「別人的孩子死不完」的氛圍下，別人緊不緊急或有沒有排擠到別人的需求，都顯得沒有罪惡感了。

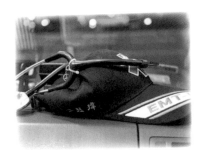

119 救護車數量足夠應付這麼大的救護量嗎？臺北市求助

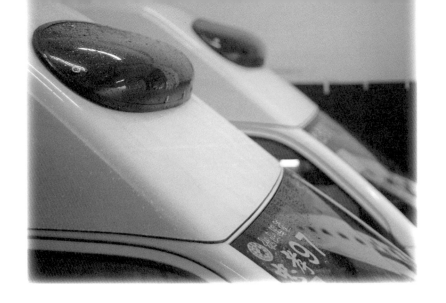

119 救護車的案件數，每日平均約 300 件，也就是每 5 分鐘就有人打 119 叫救護車。目前各縣市消防局的救護車，大多是公益團體與熱心人士捐贈，但 119 救護車使用頻繁，行車里程遠遠超過計程車每天營業的公里數，為了醫療品質與行車安全，平均一部救護使用年限大約在五至六年左右，汰換率相當快，所以各縣市消防局的救護車堪用數量，總是捉襟見肘的維持著。汰換下來的車並非直接報廢，除非車輛曾發生事故導致後續維修頻繁，不符使用經濟效益之外，否則汰換下來的救護車，大多改裝成一般勤務車或捐贈國外邦交國，所以民眾捐贈的救護車都會發揮到最大的效益。

　　有些公益團體與熱心人士，很想捐助緊急醫療相關資源，但可能沒辦法準備足夠的金額捐贈一輛救護車，此時我們也鼓勵可以改捐助救護器耗材，充實救護

車內的相關醫療設備與消耗性衛材。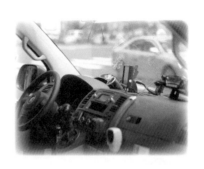

　　曾經在消防局承辦民眾捐贈相關緊急救護器材設備期間，有位婦人帶著幾十萬現金表示要捐給消防局買緊急救護器耗材。婦人的穿著與談吐不像一般捐贈者，感覺社經地位不高，言行舉止也相對保守許多，受理過程當中才知道，原來婦人從事資源回收工作。她可不是經營資源回收工廠的，而是拿資源回收物去賣的，天啊！拾荒婦人可以存到幾十萬，要撿多少寶特瓶，要賣多少紙張啊？婦人學識或許不高，但知道要助人，自己吃穿夠用之後就存下來，累積之後捐助。

　　救護車，不只是輛車，它的來源、功能、受益與價值，代表著醫療的文明與生命的可貴，禮讓它的通行不只是因為法令上的要求，而是對生命的尊重與幫助。當你濫用它或妨礙它時，無形間就會轉嫁到自己或親友身上，也許當下感受不到，但當你遭遇

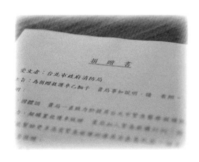

危急的時候，就不用多祈求，因為你的神蹟已經給了被你濫用或妨礙而受到影響的病人了。

　　最後以下面的文章，向熱心的公益團體與熱心人士致上最高的謝意。

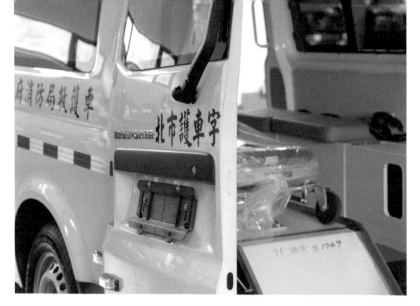

　炙熱的引擎積極的心，努力保護著脆弱的靈魂，安慰著家屬的情緒，源自於您所捐贈的救護車中，搭載的不只是一個生命的希望，還有一個家庭的未來。車內每一項器材都維繫著所有器官的呼吸，每一吋空氣都活化著器官的效率，車內每一件裝備都拯救著每顆細胞的能力，每一次使用都是抵擋死神的利器，車內每一個角落都是拉鋸靈魂去留的戰跡，每一段聲音都傳來了戰勝的消息。

　靜置的白色車體矗立在急診室外，喘息的黑色輪胎暖暖的降溫，鮮紅的警燈依舊盡職的爆閃，感動的車身捐贈字樣驕傲的陪著所有顏色，繼續等待下一個無助的靈魂，撫慰著下一顆需要溫暖的心。

　您的愛心捐化成救護車內的每項物品，您的氧氣面罩延續了一個生命最需要的空氣，您的紗布阻止了一個生命最怕失去的血液，您的心臟體外自動電擊器守住了一顆心臟該有的心律，您的

救護車挽回了不只是一個心跳、一段呼吸，還有實現了無數的祈禱以及美滿了許多家庭。

自從您的愛心化成了驕傲的顏色，奔馳在大街小巷當中，多少大小傷病痛接受了您愛心的照料。另外，您所捐贈的救護車救回的是，從沒有呼吸心跳到康復出院，這些是您與那些家庭共榮的日子。

溫馨的季節，感恩的日子，許多病人與家屬在離開您的救護車之後，望著車身捐贈者字樣，眼光泛淚之餘充滿無限感激，多少人來不及向您致謝，多少人不知道要如何表達心意，消防局就在這感恩的氛圍裡，代表這些病人與家屬向您深深的致謝，並致上最高的敬意。

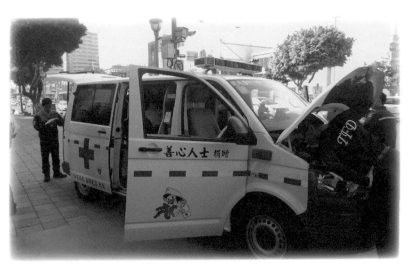

新捐贈救護車至分隊後，該分隊進行點交中。

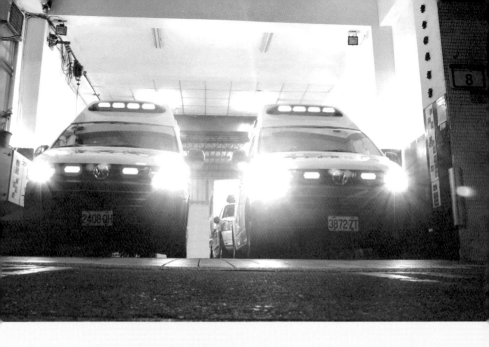

希望

紅色的光線照著白色的車頭，
晝夜穿梭在都市的每個角落，
禮不禮讓救護車，都讓車流都承受著震耳欲聾，
左左右右的車身，讓方向燈只是象徵性的跳動。

這車所載著的，是一個家庭最後的希望，
這光讓看見的，懇請協助達成這個願望。

終極神差

「大溼」，漸漸成為同事們對我的稱呼，因為我很容易流汗而且很討厭流汗，尤其是悶熱的午後雨出勤，總是制服最先溼、內褲最後乾，然後返隊後在辦公室內自己的位置上，制服褲往下脫一半、制服往上拉一半的吹著電風扇。

一樣的炎熱中午，出勤鈴聲響起，一離開冷氣沒什麼用的三樓辦公室，跑到樓梯間脖子就開始滑滑的，到了一樓值班室拿了鑰匙發動車子，胯下也已經滑滑的。

不是很遠的報案地址，正準備享受車內冷氣的小確幸就到了現場。眼前是一棟低調華麗的巷內豪宅，下車後提著裝備進入距離只有短短幾公尺的豪宅，脖子馬上晒到刺痛，也感覺到汗珠從額頭流掉下巴，從大腿流到小腿，所有的關節處全面溼滑。

在保全員的引導下進入華麗的大廳，終於感受到冷氣的確幸，收起幼稚的表情後，聽著好心的保全員說明，訴說著她騎腳踏車搖搖晃晃的靠在對面，她看起來快昏倒的樣子，就趕快出去將她扶進來，但他好像昏昏欲睡，所以快打 119 叫救護車。

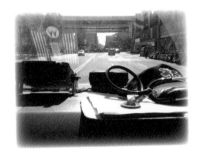

與同事評估患者後，發現快 40 度的體溫，心跳也破百的跳著，拉開患者的外套拉鍊，裡面的汗衫全是溼的，近五十歲的婦

人依舊癱在沙發上，因為工作關係她必須穿著制服，防晒的長袖讓身體更加悶熱。

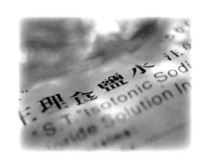

　　除了保全員提供了飲用水之外，在詢問病史與量完血壓之後，同事也備好了點滴，熱到快休克的她在上針時完全沒有抽痛，在大量的輸液與冷氣房的散熱後，婦人漸漸的改善氣色。當我們在收拾裝備時，婦人表示想再繼續完成工作。在規勸休息與就醫的同時，內心有一種敬佩與感動，因為她們的工作沒能即時達成，是違反她們的天職，所以在休息後就想再繼續工作，但是被我們勸了下來，拜託她連絡公司的人來接手她的工作。

　　記得 1997 年有一部電影叫《終極神差（The Postman）》，描述著一個被軍閥占領國家的時代，一位被軍閥追殺的百姓，在逃難時躲進了一輛廢棄的車輛中，旁邊坐著一位已經化成白骨的郵差，為了掩人耳目，他就換上了郵差制服，並背上郵包。

　　當時各個城鎮為了保護家園，都不會讓陌生人進入鄉鎮內，主角逃到了一個城鎮出入口時被擋了下來，他就從郵包內找到了一封要送到這個城鎮的信。進入城鎮並送了信後，收到信的村民非常開心，誤打誤撞的感動了村民也感動了自己，成為傳達音訊的英雄。接著大家組織郵差隊，為各城鎮送信，讓戰亂中四散在各地的親友能夠報平安與聯繫，而軍閥便開始獵殺這些郵差。

在軍閥裡有一個規則，就是軍閥內的任何一個成員都可以挑戰軍閥的首領，而男主角眼睜睜看著因為他成為郵差的村民一個個被殺害，決定前往軍閥的基地挑戰軍閥首領。當主角被軍閥的

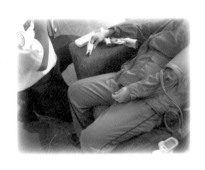

士兵包圍時，軍閥首領出現並表示，你沒有資格挑戰首領，此時主角秀出手臂上的烙印，表示他曾經也是軍閥的一員，士兵們就必須遵守規則不能干涉，最後主角就戰勝首領，改變了局勢。

影片裡還有很多細膩的情節，但主軸就是在談郵件收送的精神與背後的意義，這樣的精神也一直出現在郵差心中。哪怕是電子郵件發達的當下，只要還有紙本郵件的需要，都深怕郵件延遲或造成其他同仁的負擔。郵差的工作環境大家也是有目共睹，在外工作不管是颱風下雨、豔陽酷熱都要進行，所以當遇見郵差時，記得給他一個微笑，替收信人致意。

他們傳遞的是最原始的訊息，來自最真誠的音訊，風風雨雨踏踏實實的努力，深知任何一封信都是別人最重要的事情，即使

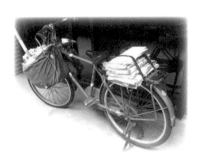

是自己倒下了，還是心繫陌生人重要的傳遞。即使科技再發達、資訊再有效率，他們的存在仍不可取代，因為傳遞的方式，就如同郵件內真實筆觸的真心。

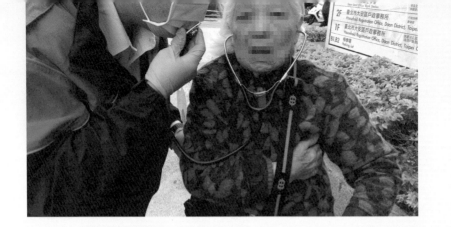

聽診器

不只是用來聽心音、肺音、腸音，

還可以

讓重聽的老人聽見你的聲音。

然後，

從著急的口吻，慢慢變成安心的語氣。

再來，

急著告訴你，他住在哪裡。

接著，

將自己的手交給你，謝謝你帶他回去。

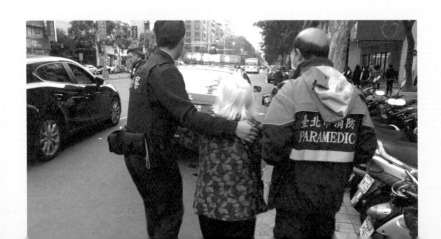

最後

放下，要克服的不只是習慣的過去，還有不捨的勇氣；
遺忘，要克服的不只是回憶的軌跡，還有閉眼不想起。

休旅車的引擎效能，除了在車測中心之外，唯有消防局的救護車可以將引擎轉速逼到極限，然後被一位裝作沒聽到警報器的過馬路民眾，讓嘶吼的轉速聲瞬間變成貓咪。OHCA 的救護勤務，像是急救包內的 Epinephrine 已經打在自己身上一樣，跟時間賽跑跟死神搏鬥，就是此時。

解開安全帶與打開車門同時進行的跳下車，驚嚇的路人還沒回神時，已經開啟救護車側門抓出了急救裝備，司機也從後門拉出擔架床，兩個人穿越騎樓後，把擔架床放在電梯口，等待著未知現場環境，就在出電梯門打開之前。

「不好意思，我不知道該怎麼處理，所以我打了 119。」約莫六十多歲的先生著急的說著。

「您的家人是不是需要急救，在哪裡？您在電話中有提到您家人沒有呼吸了。」小緊張的問著。

「不好意思，先等一下，我太太是癌症末期，出院在家休息，昨晚還可以說話，早上還有睜開眼睛，然後她有喘了一下，接著呼吸就越來越慢，一個小時前就沒有再呼吸了。」先生逐漸冷靜的說明。

「那還需要我們急救送醫嗎？」

「不好意思，是不用了，我不知道程序，所以還是請你們來看看，午飯時間讓你們這樣跑一趟。」先生很客氣的說著。

「沒關係，我們有張紀錄表麻煩您簽一下就可以了，還有太太的證件也借我們登錄一下。對了，您就一直在太太旁邊嗎？」

「嗯！」先生輕輕的點頭。

填寫著太太的資料同時，同事聯絡著救指中心，通報警察來現場處理後續事宜。書寫資料的餘光裡，先生除了去拿證件外，馬上又坐回床邊，不時必須打斷他們溫情的互動，再詢問著之前的相關資訊。

很難想像的，他們昨晚還有沒有聊著什麼，彼此怎麼捨得睡著。先生一早看著太太開始進入彌留狀態，心裡一定很難接受，有誰可以面對這樣的折磨？但相信太太應該很欣慰，她的善終是幸福的，她的最後並不寂寞，也許有些愧對先生自己先走，讓先生獨自面對最不捨的經過。

必須面對的已經猶如無法抗拒的遠離，即將崩潰的心情猶如已知的墜地軌跡，緊緊的擁在懷中，溫暖不了對方的胸口，卻加溫了自己的激動。靜靜的陪在床旁，撫摸著熟悉的臉龐，卻也摸到滴下的淚光，好好的握住雙手，捨不得放開的搓揉，不想放

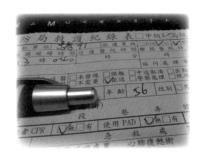

191

開的貼在自己的臉頰中，輕輕的撥著她的瀏海，數著幾十年來的愛，還有接受眼睛永遠不會再睜開。

　　站在門口，我沒有急著走，回頭看著他們，其實談論著天長地久不如就是走到最後。救護車緩緩的駛離，腦子裡還停留著那對夫妻的互動經過，也在腦子裡寫下這個故事，題目叫「最後」。

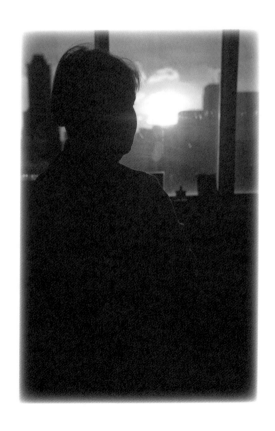

改變

有些成長，只有自己內心才能感受，

有些經驗，只有遇到時機才能學習，

有些耐性，只有艱苦熬過才能提升，

有些毅力，只有無路可退才能激發，

自己有沒有變得不一樣，相信在未來一定看得見。

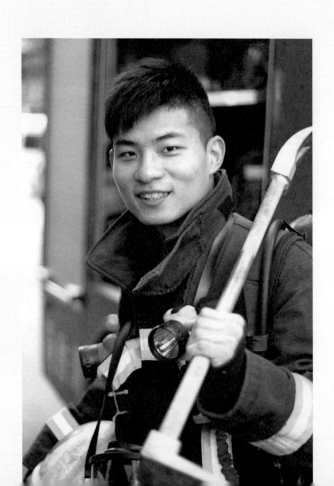

固執

天色已昏地也暗，他的礦泉水還放在地上，開了蓋子但好像還沒喝，水被我撞翻之後，將癱在公園椅子上的伯伯放到地上。

「似乎已經一段時間了，嘴唇有點黑了。」同事自言自語著。

「他沒有證件，現場也沒有家屬，還是先救好了，到醫院再說。」拿出甦醒球開始人工呼吸，也看著同事開始奮力的 CPR 壓胸。

飆著救護車，衝上急診門口的斜坡，後面壓胸的同事在車廂內騰空了一下，正專心壓胸的他，算是跟他說：「醫院到了。」

「他在公園內的椅子上坐了一段時間，保全發現他不動一段時間後才報案的。」同事正跟醫生交接著現場情況與原因。

走近急救室內，撿起伯伯被脫掉的衣物，仔細的在褲子腰部暗袋裡，找到了一張身分證影印本。發現他家就在公園附近，拿給同事幫忙去掛號後，看著護士忙得天翻地覆，大小管子開始往身上插。

心裡想著，伯伯大概萬萬也想不到，他這一出門就回不了家，也來不及再次跟我們求救，就這樣痛苦的離開人世。

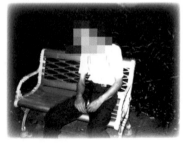

無風的午後，將近 40 度的高溫，樹上的小鳥、街道的行人，像是吸血鬼般的不敢褻瀆陽

光。炙熱的陽光讓馬路上每部汽車板金持續滾燙，火紅的太陽激出車道上每位騎士鼻尖的汗。我在救護車裡，看著皮膚白皙火辣的短裙美女，考驗著她的防曬與隔離霜。

真不該在救護車內把冷氣吹得這麼涼，緊縮的毛細孔在一下車後，暴熱的溫度讓我的皮膚差點噴不出汗，碰不得的白色板金，連側門的塑膠開門手把也在發燙，伸手進車內抓了裝備，深色的制服褲內已經開始在流汗。

一位跌倒在騎樓內的婆婆，被扶坐在柱子旁。婆婆全身是汗，熱心的路人一直吆喝著，她跌倒時哪裡破皮受傷，旁邊的實習生被路人催促著趕快幫婆婆處理傷口，婆婆臉色蒼白的癱著靠牆，但情緒開始有點煩躁。

「學長，我先幫她清傷口好嗎？」實習生正拉開急救包。

「紗布先放著，你拿血壓計給另一位學長，你幫她測血糖，我早上才剛刺過你，你應該記得怎麼測血糖吧！」學弟點點頭，看得出他口罩內雀躍的表情，可以用針刺別人，擠血測血糖了。

「血壓不高，但是心跳很快。」同事將數值唸完之後，開始準備著點滴。

「婆婆，你流了很多汗，血壓心跳也不好，必須到醫院檢查休息一下。」被針刺驗血糖的婆婆已經很不耐煩了，眼神很不友善的看著我們。

「我沒事啦！我坐一下就好了啦！就跟你說我沒有糖尿病，為什麼還要刺我，我腳已經破皮流血了還不夠嗎？」雖然婆婆對

我們鬼叫著，但是她想提手抗拒我們量血壓、驗血糖的力量都沒了。

「婆婆，你不要生氣，你現在連站都站不起來了，很危險的。」跟同事還是很有耐心的規勸婆婆就醫。

「阿婆，你怎麼在這邊？」熟識的鄰居經過，關心著婆婆的現狀。

「小姐，你知道她家電話嗎？我需要聯絡她的家人，她現在狀況不是很好。」我詢問著這位熱心的鄰居。

「我不知道，但是我們就住在附近，我可以去幫你們叫她家人過來。」

「好，那就麻煩你了，快一點，謝謝你。」

婆婆雙手撐地想站起來，但始終使不上力，旁邊熱心的路人繼續幫婆婆搧風解熱，實習生與同事替婆婆清理著破皮擦傷。對於我們持續的規勸就醫，婆婆像是小孩般固執，不接受規勸的鬧著脾氣，最後老羞成怒，連傷口都不讓我們處理。

「跟你們講我不要去醫院，我又沒生病，不要去就是不要去。」老人家的脾氣真的上來了。

「婆婆，我們是來幫你的，你現在的狀況我比你更清楚，你現在真的很危險。」同事包好的傷口紗布，被婆婆生氣的扯掉，但他還是沉住氣的跟婆婆解釋。

「我不要上救護車啦！那會倒楣的啦！你們為什麼要開救護車，你們找不到別的工作了嗎？不要一直催我，有事我自己負責

196

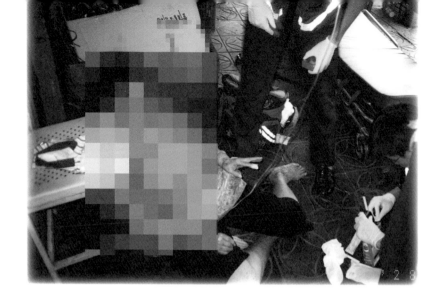

啦！」婆婆繼續鬼叫著，越講越抗拒。

「血糖 69。」實習生唸著。

「老人家不想去就不要勉強啦！你們看，老人家都生氣了。」另一位路人在旁邊幫腔。

「你閉嘴！不要妨礙我們做事好嗎？」同事有點抓狂了。

「好啦！民眾不懂，不要跟他們吵啦！」我連忙安撫一下同事，回頭跟路人說。

「你懂什麼啊！你是家屬嗎？她出人命你可以負責嗎？你知道什麼叫妨礙公務嗎？」路人退了一步，摸摸鼻子調頭趕快走。

「學長，不要生氣！」實習生對我說著。

「我？沒事啊！只是那個人欠罵而已。」

婆婆突然呆滯的看著我們兩個罵跑了路人，四顆怒火中燒的眼神轉向看著她。趕來的家屬看見自己的親人坐臥在地上，捨不

得的擦擦她臉上的汗，問著我們剛剛發生了什麼事。

　　同事一邊跟家屬說明解釋，我也跟婆婆說必須幫她打個點滴。說話的同時，已經在找她手臂上的血管，婆婆的手似乎不太願意的想縮回去，我燃燒的眼神斜斜瞄向她。隨之而來的是家屬從我的背後對婆婆開罵了，婆婆只好乖乖讓我把打完點滴。

　　滾燙的季節，助長著每個人的脾氣，但是看著婆婆平安的到了醫院，心情也跟著安逸。火辣的季節考驗著每個辣妹的尺度，但是看著辣妹抱著很醜的騎士，心情也跟著嘆息。

　　歸隊途中，冷氣繼續蒸發著我身上的汗。經過熟悉的公園，想起了幾年前的陽光，依舊灑在那樹蔭的椅子上，接近黃昏的陽光依舊可怕。

　　「伯伯，你年紀大，坐在這裡危險，你都站不起來了，快中暑了，帶你去醫院休息好不好？」

　　「我休息一下就好了，去什麼醫院？我打老共的時候你們都還沒出生，我沒事！」

　　「伯伯，好啦！你不要生氣，這瓶水給你喝，請你幫我們簽一下拒絕就醫的聲明。」

　　「我很健壯的，每天下午都來這裡運動。」伯伯很重的鄉音，一直強調著他的硬朗，他剿匪抗戰時的英勇偉大。

　　「伯伯，我跟你說，你若還有不舒服，要趕快跟我們求救喔！不要硬撐，知道嗎？」

　　回想當時，伯伯萬萬也想不到他這一出門就回不了家，也嘆息的覺得他為什麼這麼固執，這麼不聽話。我們第一次到達時，堅持不就醫，堅持自己多麼硬朗，當我們再次抵達時已黃昏，給他的水來不及喝，失去意識前來不及求救，老人家總是覺得再休息一下就好，總是覺得自己的身體跟昨天一樣好，但似乎從來沒有一次好過。

　　固執不等於堅持，人終其一生讓個性決定了他的命運，個性改變，命運就會跟著改變。隨著年紀與環境的改變，人的性格必隨之變化，有些人心胸變寬了，有些人心眼變小了，有的人頓悟豁達了，有的人發現了想要的目的。隨著身分與地位的改變，人的觀點也必將不同，有些人會堅持著最始的初衷，有些人卻固執著最大的利益。

　　人間很複雜，生命卻很簡單，一念之間也許改變不了什麼命運，但卻可以改變你的生命。

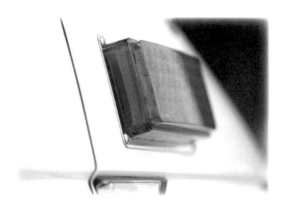

✳ 後記

　　長時間曝晒於悶熱氣溫下，液體補充缺乏或腦內體溫調節中樞失調，都會造成熱急症。其中以熱衰竭與中暑兩種必須要及早認知以及立即處理，否則便會衍生性命危險。所有年齡層都可能發生，而老人最常見，除了較輕微的病例外，均應安排運送到醫院。

　　熱衰竭指的是，因環境悶熱、溼度太高、不通風、出汗太多，造成體內水分及鹽分流失、脫水或代謝物堆積在體內過多所致。症狀包括無力倦怠、口渴、頭暈、噁心嘔吐、焦躁不安、頭痛等。熱衰竭若即時處理，很少導致死亡；但若不處理，很可能導致中暑，死亡率大增。

　　熱衰竭病患大多神智清醒，體溫可能為正常或偏高，病患看來臉色蒼白，大量流汗而且血壓偏低。補充液體包括水、無刺激性的飲料或果汁，不要給含鹽類成分的藥物。

　　中暑是熱傷害最為嚴重的一種，為中樞體溫調節失常，造成體內的熱無法散出，使得腦部及其他器官過熱而導致機能衰竭。特徵是體溫非常高（可達攝氏 41 度以上），皮膚乾熱而無汗，心跳過速且血壓下降，亦會出現神經功能障礙如煩燥不安、劇烈頭痛、全身抽筋甚至意識障礙；但有半數罹患者的皮膚卻反而呈現溼冷現象。若不及時降溫，則可能

造成腎衰竭、肝衰竭及心肌之損傷。

中暑是一種內科急症，尤其某些罹患慢性疾病（如冠狀動脈硬化性心臟病、高血壓性心臟病、慢性心臟衰竭、糖尿病）的老年人，一旦在炎熱的夏季或空調不良的環境下，就容易衍生中暑的併發症。首要急救措施是利用「溫水」（並非冰水）噴灑身體，並用強力風扇幫助散熱，而對抽搐手腳亦可加以按摩；此外，可以在頸部、腋下或鼠膝部放置冰塊。

炎熱夏天先做好遮陽設施，應戴遮陽帽或撐傘，穿著採淡色棉質易散熱的衣物，盡量避免直接在烈日下曝晒。在溼熱環境下工作，應穿著寬鬆透氣的衣服，並適時適量補充水分，亦可使用「鈉鹽」（即食鹽水補充，或在一千毫升的飲水中加入半匙至一小匙的食鹽）。尤其是患有慢性疾病的老年人，在潮溼高熱的季節裡，應注意室內良好的通風，並攝取足夠的水分以及營養。

長者對於被送至醫院就診有不同的心態。有的很喜歡到醫院，心想只有此時家屬才會去探望；但也有的堅持不送醫，因擔心一去不復返。「固執」是許多長者的常態，仍有賴相關人士依情狀好好勸說。雖不易達成，但仍應盡力達成！

天主教耕莘醫療財團法人耕莘醫院急診醫學部主任

鍾鴻春醫師

屬於我們的戰場

是一種，

別人看見的已是寧靜，而不知道剛剛有多血腥，

別人在意的擾人警鳴，而不知道剛剛有人逝去。

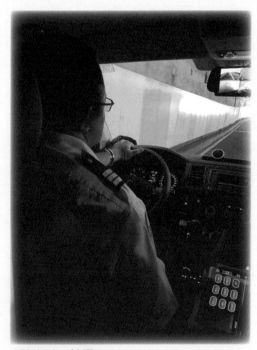

（陳大誠／拍攝）

祭節

> 這雨，淋溼了誰的軀，暈開了場景，
> 這雷，打醒了誰的心，驚嚇了平靜。

「老伴啊！要不要起來吃早飯了，我先去煮，煮好了再來叫你。」阿嬤先起床後，說著說著就離開房間了。

「床頭保溫杯裡泡好了熱牛奶，早上天氣冷要不要先喝一點再睡，暖暖身子。」阿嬤弄好了早餐。

從跨年前的耶誕節一直冷到農曆春節，鮮少回暖的白晝一直都是灰色的天，天色早早變黑的黃昏，街上行人總是摀著臉。放下車窗的左手肘放在窗框上開車，讓冷風吹拂著口罩還有一些汗的臉。

鮮血所需流過的血管空間，在寒冷的季節讓收縮的血管必須承受更大的壓力；呼吸所必須經過的氣管通道，這樣的低溫讓縮小的氣管必須忍受冷流的圍繞。老人家不再有彈性的血管，以及性能變差的呼吸氣管，心肺功能在這樣的季節裡，會讓生理機能循環得很極限。

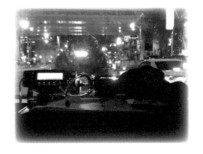

許多往生者似乎知道自己過不了今夜，家屬往往都在清晨發

現。我們到場檢查瞳孔時，被眼皮保護在裡面的水沒有蒸發，在我翻開之後滲出了不捨的淚。有些往生者明白自己的大限，臨走前讓自己安靜的側睡，看完自己的老伴最後一面再闔上眼。

「把插管包給我，你繼續壓胸。」同事不間斷的一直CPR壓胸。

「要插管的時候跟我說一下，我停一下。」不到一分鐘，同事已經冒汗了。

「沒關係，他的vocal cords（聲帶）很清楚，Endo（氣管內管）不難插。」我一邊用喉頭鏡挑著口腔，一邊回同事的話。

品質好的安養院，即刻發現老人家OHCA並打119叫救護車，急救過程裡會發現老人照顧得很好很乾淨。因為經常關心老人與護理清潔，所以老人一旦沒有生命徵象，馬上會求救報案，而且到達前就會有護理人員進行CPR了。而品質很差的安養院，大多都是在早上求救，因為早上工作人員上班了或是外勞睡醒了，餵食的時候發覺老人家怎麼不會吞，才發現有老人掛了。發現時老人身體都冰了，冬天老人家穿衣服包得像肉粽一樣，往生之後要放到變冰還真需要一段時間。，而急救時衣服一掀開就是一陣尿酸味，急救過程中詢問患者的病史和發生時間，往

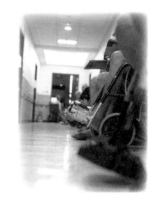

往一問三不知，更別說還要在我
們到達前有什麼急救程序了。急
救前還要先將老人家口中塞滿滿
的食物挖出來，因為他們總是在
餵早餐時才發現老人不會動了。

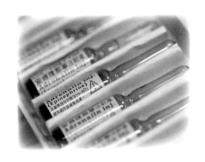

「記下打第一支 Epinephrine（強心劑）的時間。」同事推
完藥之後複誦著時間，因為等一下每三分鐘要打一劑。

「他以前有什麼疾病？何時發現的？發現多久了？上一次跟
家人接觸的時間是什麼時候？」我還是一直不斷的壓胸，同事例
行性的詢問病人情況。

「家屬請先去按一下電梯，我們要將病人搬下去了。」同事
繼續跟家屬吆喝著。

「打第二劑的時間差不多了。」在電梯間內，被斜放的病人，
換同事繼續壓胸，病人一拉出電梯就再打入一劑強心針，狂奔下
樓梯的家屬也趕到了，幫忙搬上了擔架。

這段期間不管是黑白無常或是天使都應該很忙吧！要引領的
人這麼多，還要分類，帶往天堂或地獄，逃跑的還要去抓回來，
一定跟我們一樣累翻了。

每次寒流之後，回溫的空氣像是屍體解凍般的飄出了惡臭，
總是出現在狹小巷弄或是哪個空屋廁所。評估生命徵象的過程
中，感嘆著他們像是在人間煉獄的生活，跟高品質與沒品質的安

養院比起來，有安養院住的老人已經很幸運了。

「麻煩兩號（救指中心無線電代號）通知醫院準備急救。患者男性、年約 80 歲、內科 OHCA（到院前心肺停止）。」一隻手掌握住方向盤上緣，另一隻手握著無線電的話筒鬼叫。後視鏡裡的畫面，是同事汗溼的口罩與 CPR 壓胸的震動。

「OHCA 是你們這輛車嗎？」急診護理師已經在門口對我的車窗詢問著。

「對！」

「家屬請你們到旁邊休息，醫院已經接手急救了。」總是要在急救區外，幫忙阻擋想要衝進去急救區內的家屬。

「阿嬤，你慢慢走，要小心！」晚輩家屬迅速跟著擔架床進了醫院，阿嬤一個人很努力卻緩慢的走進來，暫時沒事的我趕快去扶她坐好。

溫馨的思念點綴著寒冷的季節，每年的這個時候，也是祭祀的季節，在這個時候有些人家總是多了幾分的思念。祭節裡，冷冷的天，放下車窗的左手肘放在窗框上開車，讓冷風吹拂著口罩還有一些汗的臉，想著剛剛在安慰阿嬤時，阿嬤跟我說，她早上醒來時，阿公面向著她側睡，還有最後在房門外跟阿公說：「牛奶都涼了，怎麼還不起來？」

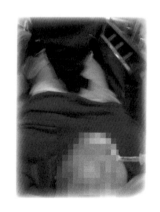

206

✱ 後記

　　這幾年的冬天，各種霸王級、魔王級寒流接連來襲，氣溫屢創新低，著實對具有呼吸道及心血管疾病的老年患者造成不少影響。根據衛福部統計，每年嚴冬時期，大臺北地區的心血管疾病急診就醫通報量，會比年平均量多上 11%。

　　驟降的氣溫會使血液容易凝集，亦造成心血管收縮，使血壓上升，導致腦血管破裂引發中風，或誘發心絞痛、心肌梗塞等疾病。亦有統計指出，氣溫只要降低 5 至 7 度，就容易誘發過敏症狀，患有慢性呼吸道疾病的長者，發病的機率也將隨之增加。

　　避免因為氣溫變化而發生憾事，請務必做到注意保暖、作息正常、確實用藥，當家中長輩出現如胸悶、胸痛、手臂疼痛、呼吸困難、噁心、極度疲倦、頭暈、口齒不清等症狀，應立即送醫接受診治。

　　天冷了，別讓遺憾在輕忽下發生，找個理由，關心一下家中的長輩，溫暖他們的身體，也溫暖彼此的心。

　　看完太感動了，令人涕淚俱下，都不知道怎麼寫後記，以上文字是在一片淚海與鼻涕中打出來的……（誤）

衛生福利部基隆醫院急診醫學科主任 **陳輝財醫師**

邪惡與善良

如果心中還有一絲邪惡，別完全渡化，
它的衝動會是你驚人的動力，
如果心中還有一絲善良，要好好守住，
它的譴責將是你唯一的解脫。

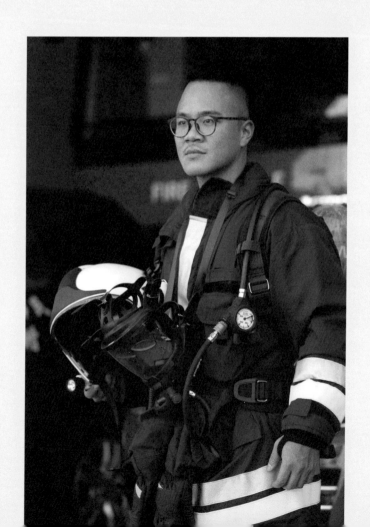

我的血壓好不好

　　再平常不過的黃昏，捨不得遠離的冬季，讓白色情人節的黎明依然冷冷的侵襲。下班尖峰時段的出勤，機車騎士趕著回家的路，而我們是趕著報案地址的路。每次只要讓我開車，要我減速，我最多只會放開油門不會想去採煞車，因為我覺得趕到現場了解狀況，比快速送醫來得重要。

　　但唯一的例外就是 SARS 期間，執行和平醫院封院的轉院勤務，四月天悶在近 40 度的駕駛座裡，一整天下來，EQ 再好的人心中的無名火都會升起來，男生稱為「Scrotum Fire」。加上勤務中接觸民眾時，淪為病人與家屬抱怨怒罵政策的對象，就「Full Scrotum of Fire」都起來了。

　　整天下來，最後一趟從萬華區的和平醫院轉病人到內湖區的三軍總醫院國醫中心，幾十公里的車程不到 10 分鐘抵達。前導也是鳴笛的警車被我閃超車燈，警車以為有什麼事，退到我車邊彼此放下車窗，就跟員警學長說這是今天最後一趟，我自己開就好了，話說完，轉彎時都會帶殺聲，油門也就沒放開過了。

　　到了內湖國醫中心，病人被了送進去，我在車邊等擔架推出來還我，醫院保全就出來趕人，

　　「剛剛通報還有一輛救護車會送病人來，你不要擋住車道，趕快開走。」保全說。

　　「哪個醫院還要再轉來？」我就問保全。

「和平啊！」保全感覺被忤逆憤怒的回答。

「就是我啊！」我轉身回到車邊。

　　因此，同事再次為了他個人的生命安全與全臺北市民的生命財產安全，不要讓我在尖峰時間開車，我只好乖乖的在副駕駛座放空。發呆之餘，遠遠的看見報案地點的路邊，有一位老伯伯在招手，同事慢慢駛近伯伯，我還沒開車門，伯伯就靠過來窗口很客氣的詢問，不知道他這樣可不可以搭救護車去醫院。

　　「伯伯，你怎麼了？」我緩緩的打開車門，伯伯退了兩步。

　　「我覺得……我……」伯伯支支吾吾的說。

　　「伯伯，你先進來救護車後面再說。」跳下車，伸手開了救護車側門。

　　「不好意思，辛苦你們了，醫生說，我的血壓若超過 200，就要趕快去醫院。」伯伯緩緩的坐進後座，用很重的鄉音慢慢說。

　　「伯伯，我再幫你量一次血壓喔！」伯伯很配合的自己脫下外套伸手讓我量，同事也跳下駕駛座站在側門外。

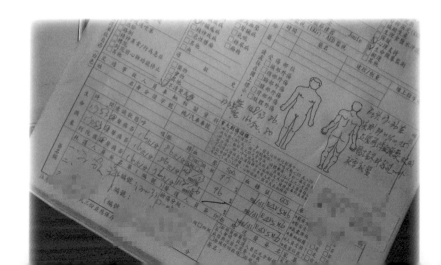

「左右兩側手的血壓都幫伯伯量一下好了。」同事在門邊建議著。

「伯伯，要量兩次喔！看一下兩邊的血壓如何？」同事一腳踩在側門踏板綁壓脈帶，我繼續跟伯伯詢問欲前往的醫院。

伯伯在家裡已經服用過降血壓的藥了，所以兩隻手量到的血壓都還算正常。伯伯一直愧疚的說著不好意思叫了救護車，因為他想要到離現場很遠的北投區榮民總醫院，還詢問我們這樣搭救護車會不會很困擾？

我們建議他是不是可以到附近的醫院就診觀察時，伯伯表示他行動不太方便，一個人在臺灣幾十年了，沒結婚也沒朋友，自己一個人去醫院，怕路上有危險。同事二話不說回到了駕駛座，抓起無線電跟勤務中心回報，患者因病情需要必須送往榮總。

一路上例行公事的詢問了更詳細的病史、現病史、過敏史、目前服用藥物及目前感覺狀況，做完記錄之後，向伯伯要證件時，他拿出了一只厚厚的皮夾，裡面有著各式各樣的證件。伯伯因為手指反應較慢，所以就交給我幫他拿，而伯伯也靦腆的答應讓我看看其他證件。

第一張讓我嚇到的是他的榮民證，上面寫著上尉退伍，但那不是重點，而是退役日期是民國 62 年，天啊！我都還沒出生他就退役了。找到伯伯的身分證與健保卡後，發現了一張小紙條，工整的字跡寫了許多事項，當我看到一半的時候，伯伯突然說那是他的遺書，若有不幸的時候，要聯絡哪個朋友。

好奇的再詢問伯伯的背景，他也是一位隨著國民政府來臺

的軍人，他說二十幾歲到了臺灣就是一個人，退伍之後也一個人住，沒有任何親人，曾經有一位表弟也因年老去世了。我再詢問伯伯怎麼沒有回大陸去？他說他是他們家族年紀最小的，所以認識的親人或朋友都已經過世了。

伯伯八十幾歲的高齡，個性樂觀開朗，但他最擔心的就是他的血壓，每四個小時就自己在家量一次血壓，血壓一高就開始緊張了。我接著詢問他有沒有其他活動，伯伯說：「不太能動了，每天就是量血壓看自己好不好。」

很難想像民國 62 年至今，三十多年來每天就一個人量血壓，還有一張寫著密密麻麻的數字紙張，一天記錄著六到八次的血壓，伯伯口中一直呢喃著，希望這些血壓可以讓醫生替他觀察他目前的情況。

到了醫院，伯伯鞠躬哈腰的一直向我們道謝，離開前又想到他說他沒什麼錢，又不會搭公車捷運，必須再搭計程車回去，心中就覺得伯伯好可憐。但我反應較遲緩的憐憫，直到歸隊的途中，想到自己不能給他什麼幫助，真是假慈悲。

歸隊的路上，我心裡不停想著，一個人怎麼有辦法這樣過？雖然我也是天天自我要求一定要簡單、無欲、知足，但還是離不開想買房子、想換車子、愛打電動、愛飆車和調酒的樂趣，叫我幾十年這樣一個人，每天的樂趣就是量血壓，我應該會發瘋吧！

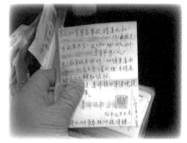

　　很難想像伯伯一個回家之後，他還是一個人過著量血壓的日子，他的病史裡也有一些慢性疾病，這樣的獨居老人會不會又是一位被我認識的獨居往生者？

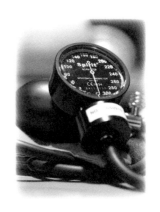

　　離開醫院前，在伯伯的背影裡看見了好多的寂寞與孤寂，沒有結婚，沒有小孩，自己都準備好了後事，像這樣的老兵應該還有很多吧！我想，我們能做的，就是還遇得見他們的時候，多陪他們聊聊天說說話，多給他們一些人間的溫暖。

✳ 後記

　　高血壓是國人常見的慢性病，也是許多疾病的危險因子。然而血壓量測的原則是每日固定時間，選擇較為輕鬆的時刻來量測。量測到血壓升高，但沒有合併身體不適，可至門診就醫；只有當收縮壓超過 180mmHg 或舒張壓超過 120mmHg，且合併有頭暈、頭痛、意識改變、視力模糊、胸痛、腹痛、背痛、呼吸困難等，則需立即至急診就醫。

臺大醫院急診醫學部 **王暉智醫師**

二位老人

來到了救護現場，
二位白髮蒼蒼的老人已經開著大門等著我們進去，
一時間無法辨識誰是病人誰是家屬，
原來母女倆相互照顧數十年，
年近七旬的女兒與近百的媽媽相依為命，
媽媽在救護車上一直唸著，我不在以後你該怎麼辦，
女兒將媽媽的手一直握著，媽媽我要你一直陪著我。

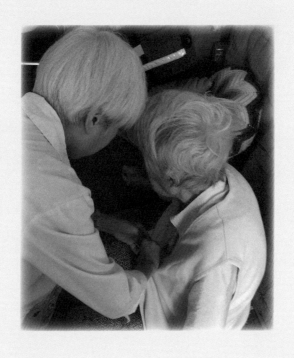

脈動

　　一個不知道是 10 的負幾次方立方公分（10-? 公分）的血塊，正在血管裡高速的流動，如隕石般在血管裡衝撞著血管壁。撞擊後散落碎片的小血塊跟著血液到處亂竄，血塊經過了蜿蜒的器官組織，穿過了大小血管，在大管徑的血管中加速，在小管徑的血管中被血流強硬推送，摩擦著血管壁通過。

　　血塊在血管中像是雪球般越滾越大，穿越狹窄的血管越來越困難。就在心臟內血管的下一個轉彎處，血塊卡住了，血液僅能從血塊的縫隙中流過，隨之而來的小血塊碎片開始塞住縫隙。被塞住的心臟血管，失去了血液中的氧氣和其他重要物質，缺氧的心臟失去了該有的跳動節律，誘發出無效的心臟放電與顫動，亂跳的節律也讓心臟的氧氣需求量更為增加。在一個劇痛之後，心臟的主人，就在沙發上抱胸滑落至地面。

　　「119 勤務中心您好。」

　　「我爸爸昏倒了，怎麼辦？」女孩慌張的聲音。

　　「小姐，你感覺得到你爸爸的呼吸嗎？」

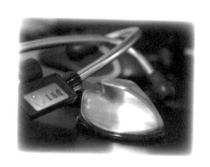

　　「好像沒有呼吸了。」

　　「你會 CPR 嗎？將你爸爸躺平在地上，開始按壓他的胸部，你的室內電話有顯示地址到

我們這裡的電腦裡，救護車已經派出去了，請你們一位家屬到樓下等救護車。」勤務中心派遣員的血液，似乎也跟著高速流動中。

「聽說你叫幼蟲是吧？這麼肥還叫幼蟲，是要裝善良還是裝可愛啊！」同事很酸的問著。

「這叫裝神祕好不好，這暱稱我在網路已經走跳很多年了吧！」我用神祕的眼神看著他。

「用你的書（《119急救現場》）壓泡麵，真的壓得住吔！而且面積與重量大小適中。」同事繼續鬼叫著。

「你要不要試試被我書打的感覺？不會比折凳差喔！」

突然，貫穿整棟大樓的警鈴大作，兩個人拾起滑稽的嘴臉，聽著值班人員廣播就在分隊不遠 OHCA 案件的救護地址，另一名同事也是我單車教練，跟著我們兩個奪門而出說著：「我也去支援。」

我才剛戴好手套，一直想超越我「彎道殺手」頭銜的同事已經將車子停好了，也剛要開門下車，後座的同事拉開救護車側門，從裡面拉著急救包與電擊器就衝上公寓樓梯。我也抓了手提式氧氣跟著健步如飛的單車教練上樓，駕駛救護車的同事孤單的在巷子內將擔架床拉出來，放在公寓的門口。

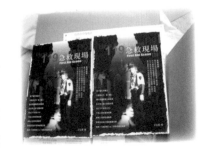

從患者家門口就看見，我的單車教練兩、三個箭步跨過了大

大的客廳，已經高跪姿的靠在正在替爸爸 CPR 的女兒旁，請女兒幫忙把爸爸從沙發椅旁拉到客廳中間，我還是象徵性的拍拍患者肩膀，駕駛的同事也出現在旁邊，看我皺著眉頭聽呼吸、摸頸動脈。

「有脈搏嗎？」

「沒有。」同事聽見我的回答之後，立刻十指交扣。

他毫不猶豫的開始壓胸，我的教練也將電擊器的電擊貼片貼在患者身上，並開始準備點滴注射。此時壓胸的同事突然停了下來，看著電擊器的心電圖喊著：「是 VF！（需要電擊的心律）」正準備插 on Endo（插氣管內管）的我，把 Endo 管連外包裝袋咬在嘴裡，迅速伸手去按電擊器的充電鈕。電擊器的螢幕顯示著充電焦耳數字，由 0 開始增加跳到 150 焦耳（雙向位），機器叫出尖銳的刺耳聲，警告著已經充電完成。

「Clear！（離開，準備電擊之意。）」強大的電流瞬間貫穿心臟，患者在地上大力的顫抖一下，我的手還沒離開電擊鈕，同事又已經再繼續壓胸了。

教練打好了 IV（靜脈注射），請家屬幫忙提著點滴袋，並詢問家屬剛剛發生了什麼事情。全開的流速，家屬似乎訝異的看著點滴導管上的小滴室，是一條水柱直直的流，同時嘴裡娓娓道來剛剛發生的經過。

當 Endo 管插入之後，看見管子內有水蒸氣呼出（表示 Endo 管已確實插入肺部氣管），但我還是請教練用聽診器聽一下肚子，確認 Endo 管不是插進食道。在確認我零失手的紀錄

之後，壓胸的同事又停了，突然對我喊著：「有 VT（需要電擊的心律），Charge……（充電）」嚇一跳的趕快按下充電鈕，兩三秒之後的：「Clear……」在我的手指還沒離開電擊鈕時，患者又在地上很大力的顫動了一下。壓胸的同事繼續他的單人 CPR，自己一直壓胸，並擠壓已經接好 Endo 管的甦醒球。

我從腰包裡拿了一支空針，抽了一支 Epinephrine（強心劑）給教練從點滴導管內加入，隨後教練也開始收拾器材。已經壓胸壓到滿頭大汗的同事，雙手已經開始發抖。正準備跟他換手時，電擊器上的心電圖顯示出較快的正常心律（有 P 波的 sinus tachycardia rhythm）。

我立刻跟同事說：「先不要壓，我摸摸看頸動脈。」

「有脈動嗎？」同事疲憊的表情，雙手垂地的一直跪在患者旁邊，看著我闔眼輕輕的摸著脖子。

「有，摸到了，強得很。」但我心裡有點擔心只是藥物的作用而已。

「請家屬過來幫忙拿器材。」教練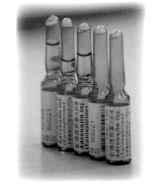吆喝著家屬過來幫忙。

我們持續進行人工呼吸，並將患者搬到了一樓上了擔架，電擊器上的心電圖波型還很穩定，心裡也跟著放心不少。駕駛的同事先趕快將器材放上車，當我準備將擔架推進救護車前，教練又

是一個箭步從救護車側門進入將車裝的
大氧氣鋼瓶打開，把我推進車內的病人
嘴上的甦醒球氧氣導管迅速換上。

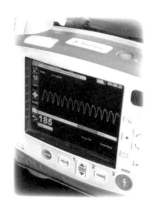

　　駕駛一邊開車一邊以無線電跟勤務
中心回報，患者已經 ROSC（恢復自主
心跳），請醫院準備接手。跟教練在後
座量到患者的心跳有 107 下，血氧也達
到 100%，繼續人工呼吸到了急診室。

　　才一下車，站在急診室外的護理師學姊看見我就開始罵：「幼
蟲，又是你，送來的病人都沒好事！」

　　「不要吵，這次是 ROSC ！ Endo 跟 IV 都上了還不滿意
喔！」跟學姊一路鬥嘴的推進了急救室。

　　「在哪裡 ROSC 的，家裡還是車上？小姐，請把血壓計綁
上。」主治醫生詢問著。

　　「在家裡電完第二次之後，壓胸壓到一半就摸得到脈搏
了。」我邊喘邊回答著醫生。

　　另一名醫生詢問著家屬事發經過。

　　「我爸爸上樓之後就不太能說話，抱著胸口就攤在沙發上，
我怎麼叫他都叫不動，就趕快打 119。」女兒還在發抖的回答著。

　　「你們給了幾支藥？家裡還電了兩次啊！」

「Epinephrine 一支，先看見 VF 電了一次，壓到一半有 VT 又電了第二次。」

「哇靠！這麼典型的 AMI（急性心肌梗塞）都被你電到了啊！」醫生看著我們電擊器印出來的電擊記錄紙，嘴裡也一直碎碎唸著。

「好說，好說，有機會我會留一個給你電。」我裝謙虛的回答他。

「嗯……」醫生呆滯中。

「現在血壓 113/94、心跳 105、血氧 100。」急救室內的護士傳來的聲音。

「好，謝謝。幫我聯絡 ICU（加護病房），這個病人要趕快去做心導管手術。」

那顆血塊也許在急救之後，暫時被擠過那狹小的血管，狹小的血管是因為血管壁的血脂還有其他物質堆積增生而變厚，使原來大大的血管直徑變得越來越小。不知道哪一天，全身血管內無數顆血塊，又有哪一顆又要卡在那裡了。心導管手術就是要撐開狹小的血管，但這只是治標的方法，重點還是維持清淡的飲食和正常的作息，才能減少血塊的產生，還有血管內壁的增生堆積。

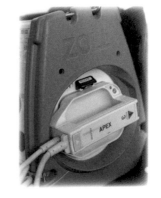

歸隊的路上，剛剛一直壓胸的司

220

機，還在發抖的雙手不敢開太快，後座的單車教練繼續認真的整理裝備，而我像是小朋友一樣的把兩隻手晾在車窗外，讓洗好的手用風吹乾。

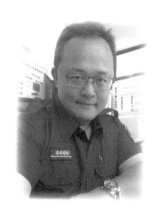

回想著剛剛的混亂，閉上眼睛都那幾條線亂在眼前，點滴導管、氧氣導管、兩條電擊導線、血氧監視導線等亂成一團；一個趴在地上自己備管、自己插管、自己固定氣管內管；另一個低頭蹲在地上自己備點滴、自己打點滴、自己固定點滴針頭還有給藥；第三個是最虔誠都一直跪在那裡，手沒停過、汗沒止過。三個人用盡全身的力量在樓梯間搬運，其中一個人只能用一隻手搬，因為另一隻手還要一直擠壓著甦醒球。

那個好強的脈動，希望他能一直跳下去，跳到離開加護病房、離開心導管室、離開病房、離開醫院，那個脈動一直延續回到他家裡，讓爸爸跟女兒說：「你做得很好，你救了爸爸一命！」

✳ 後記

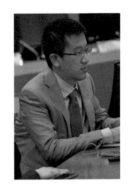

　　急性心肌梗塞是造成文中提到兩種致命性心律不整（心室顫動與心室頻脈）的常見原因。一旦出現時，患者的心臟無法有效打出血流到腦部，於是造成瞬間倒下與昏迷，若不即時予以電擊恢復正常心律，就會造成我們俗稱的「猝死」。與一般民眾想像不一樣的是，雖然我們用「猝死」來形容這個過程，但往往倒下的病患還是能夠短暫抽搐幾秒鐘，接著呈現好幾分鐘的「深呼吸」（正式名詞是「瀕死呼吸」）。

　　由於這些瀕死動作容易造成民眾報案時將求救原因報為抽搐或單純昏迷，大部分的指揮中心都會警覺詢問病患是否有正常呼吸，只要呼吸不正常，指揮中心就會建議家屬開始執行 CPR，也就是所謂的 DA-CPR（派遣員協助之 CPR）。

　　目前的文獻認為 DA-CPR 能夠讓患者的腦部持續有血流供應，對於日後康復出院的神經學狀態有莫大的助益。反之，若家屬不願意配合指揮中心的指導，就算緊急救護員跟急診醫師再強，頂多只能救起心臟，要讓爸爸缺氧受傷的腦部日後能夠對女兒說句話，就非常困難了。

新光醫院急診醫學科主治醫師 侯勝文醫師

AED

當任何人需要緊急求助的時候，

別因為錯誤的顧忌，而放棄協助一個寶貴的生命，

別因為無謂的考量，而矇蔽了與生俱來的慈悲心，

別因為猶豫的遲疑，而錯失千鈞一髮的求救時機，

別因為無賴的家屬，而對於救助其他人感到灰心。

當你的親友遇到危難緊急時，

你希望他遇到什麼樣的人給予援助，

那你就必須成為什麼樣的人。

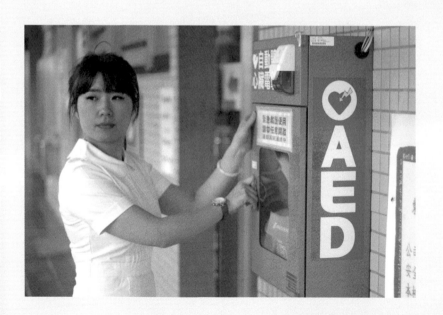

異鄉

半夢半醒之間，已經在刺耳警鳴器的救護車內了，一點都想不起下床時穿皮鞋、下樓梯、抓無線電與拿救護派遣單的畫面，隱約想起值班人員說那地址是間飯店，還有是雙軌同步派遣的支援 OHCA 救護案。

半夢半醒的踩著油門，坐在旁邊的同事也開始甦醒，幫我看著地址與門牌，到達前已經看到轄區分隊的救護車停在飯店樓下。停車後與同事拿著 IV 包與 Endo 包 (註1) 就立刻衝進飯店，服務人員已按好電梯等著我們上樓，在電梯裡與同事互相討論了一下誰要幹嘛，就我 Endo、你 IV，各自看了一下自己的包，繼續甦醒。

才出電梯口，就聽見長廊傳來：「一下、二下、三下……」的 CPR 答數聲，長廊兩側的住客像是地鼠般的好奇探頭，到了房門轄區分隊的 2 名救護人員，正跪在地上揮汗淋雨的幫病患 CPR。

IV 高手的同事，很快就組好點滴袋請房務人員拿著，手裡拆著要打血管的針，嘴裡咬著等一下要抽 Epinephrine (註2) 的 3C.C. 空針筒，當我趴在地上也準備好喉頭鏡與拆開氣管內管的密封包裝時，視線餘光看見同事已經在撕固定膠帶，貼在病患的

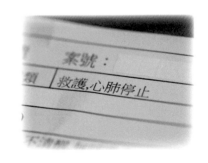

案號：

救護,心肺停止

224

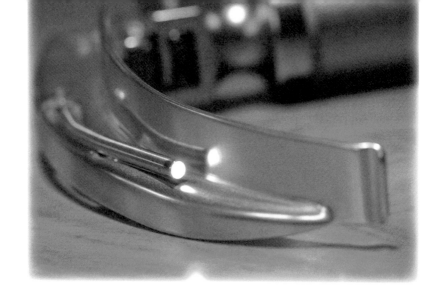

手臂上，固定他打上的針與點滴管。當我插好氣管內管再將管子固定貼在病患嘴角時，同事口中複誦著現在是凌晨幾點幾分打第一劑 1C.C. 強心劑，針筒內還有 2C.C. 的強心劑，將針頭蓋好放在胸口後開始搬運病人。

　　不能中斷的 CPR，在狹小的電梯裡，病患坐靠在電梯廂內靠在牆上 CPR，使得電梯內劇烈的搖晃著，拿點滴的房務人員似乎很恐懼。

　　出電梯後，將病患放在 1 樓大廳的擔架床上時，病患打點滴的手臂與我同側，伸手拿了同事胸口的針筒，再注射第二劑 1C.C. 強心藥物，打完後再放回同事的口袋。轄區分隊的同仁抬起擔架床後，將病人往他們的救護車方向推，同事也一併跳上他們的救護車繼續 CPR，而我則回到我的救護車，並請家屬搭我的救護車去醫院。

　　家屬是一名年約 60 歲的太太，被飯店人員攙扶上救護車前客座，幫她綁好安全帶時，轄區分隊的救護車只剩遠遠的車尾

225

燈，老太太說了一句：「ありがとうございました.」[註3]，才知道原來是日本人。

一路上老太太雙掌虔誠的合十，每個急轉彎都改變不了她堅持的掌型，驚慌的表情還有老花眼鏡上的淚，聽不懂的禱告裡仍聽見對我點頭的道謝。老太太的視線從沒離開遠離的車尾燈，加速的跟隨是給她唯一的安慰。急診急救室內忙亂伴隨同事與主治醫師的交接，今晚將是老太太最難接受的一夜。

＊　＊　＊

另一個案子，炎熱的黃昏，一點都不美的夕陽，依舊曝晒著地球滾燙的地表。救護車像是移動的烤箱衝出分隊車庫，不陌生的地址讓司機一點都不想放開油門，一個轉彎之後就衝進學校的操場外圍。

才解開身上的安全帶，就有學生跑到救護車旁拍車窗，說有學生昏迷不醒，我們立馬下車打開救護車側門，抓了車內的急救器材就跟學生往操場中奔馳，同事也甩開了救護車後門，迅速抽出擔架床。

遠遠的看見一群黑人學生，圍著一名側臥在操場上的黑人同學，當蹲跪在學生旁將身體翻正的過程中，強烈的日光照著半開的眼皮，隱約看見瞳孔已經放大，左手中食指二指戳在頸動脈，右手壓下額頭、耳朵聽著口鼻。靜靜的左手指，靜靜的沒有呼聲，那10秒鐘的評估，告訴我未來的10分鐘將很忙碌。那壓額抬下

巴暢通呼吸道的動作，也撥動了那半開的眼皮，大大的瞳孔望著天，青澀的年紀無表情。

知道未來的幾分鐘將要很忙碌了，迅速將 AED (註4) 的電擊貼片貼在胸口，初倒下的病人需要電擊的機率非常高，內心已經預備要進行電擊，但刺眼的陽光讓 AED 的螢幕反光，調整一下在操場上的 AED，螢幕卻顯示著 Asystole (註5)。我跪在操場上開始 CPR，不久推著擔架床的同事也趕到旁邊，打開了 IV 包迅速的組好了靜脈點滴，餘光裡看著同事綁好驅血帶拍著患者的手臂，讓血管鼓起以利打上點滴。

一路從操場 CPR 壓胸壓到車上，給完一劑 Epinephrine 後，同事踩足了油門衝出校門，讓急診室忙碌了起來。急救過程患者口中冒出大量的血泡，初判應有先天的心臟問題。隨著時間的消逝，靈魂也逐漸遠離身體，來自各國不知所措的同學陸續到達醫院，經詢問才知道患者是甘比亞的學生，抄錄證件時發現才二十多歲而已。

熟識的友人為國外義務醫療服務的成員，正巧在甘比亞服務，詢問他當地是否知道有該國學生在臺灣過世，原來該消息在國內都知道了，因為當地學生出國念書都是很不容易的。也追詢到了家屬的消息，該學生的確有先天的心臟疾病。他從小就喜歡足球運動，讓家人欣慰的是，他是在他最喜歡的球場上走的。

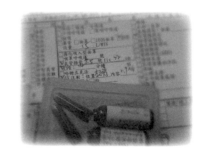

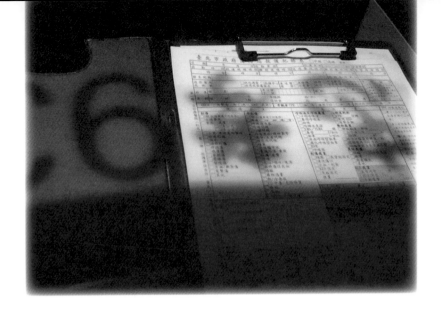

　　他的家人如何接受如此震撼的消息，自己優秀的小孩離鄉幾年之後卻是得到這樣的結果。孤拎拎的身軀一切照著流程處理，沒有親人的隨侍一切必定冷清。據悉不富裕的經濟背景，沒人有能力可以來捧著回去，必須飛越半個地球的返鄉之行，一路上伴隨著家屬不捨與等待的心情。

　　二個案子，讓二位飄洋過海的異地人，在異鄉佇足，在異鄉結束。他們的接機，必定與其他人有不一樣的心情，他們的遠行，相信從沒想過會有這樣的結局。但其實在家屬不捨之餘，相信他們的離開都不會太傷心，因為一位是在愉悅旅遊中離去，另一位則是在熱愛的運動中離去。

　　我想，比起許多慢性病的宿疾，每天承受病痛與藥物副作用的難受，他們安詳的程度不亞於壽終正寢，也替他們感到一些些欣慰。這異鄉，也希望有給他們帶來一點點的溫馨。

（註1）IV 包：放有靜脈注射（IV）點滴組及 Epinephrine 等相關急救藥物；

Endo 包：放有建立進階呼吸道之氣管內管、喉罩式呼吸道與氣管插管相關配件（喉頭鏡、通條與潤滑劑等）。

因轄區分隊依規定均已攜帶急救包、手提式氧氣與電擊器，故支援的雙軌同步派遣救護人員，會攜帶 IV 包與 Endo 包到場進行進階處理。

（註2）Epinephrine：腎上腺素能使心肌收縮力加強、興奮性增高，傳導加速，心輸出量增多，急救藥物的一種。

（註3）ありがとうございました：非常感謝。

（註4）AED：自動體外電擊器（Automated External Defibrillator）。

（註5）Asystole：心臟無收縮停止跳動，螢幕顯示呈現一條線，非電擊的心律，需進行心臟按摩。

✳ 後記

人生無常。

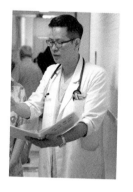

旅人瞬間客逝異鄉，沒有準備的過程，沒有陪伴的陣仗，形單影隻，尤其悲涼。還好，有 119，用盡一切努力、力挽狂瀾，讓逐漸冰冷的身軀，感受人間最後的溫度。

當然，急救要能成功，不能只靠 119。最要緊的是

在倒地的瞬間有人發現，在發現的同時有人開始心肺復甦（CPR），在心肺復甦的同時有人就近取得體外去顫器（AED），在心肺復甦與體外去顫的循環中，有119及時的接棒。這是一場接力賽，沒有哪一棒是不重要的，前面跑輸了，後面就算千里馬也徒然。

如果你巧合撞進客逝異鄉的瞬間，別忘了這些能幫忙旅人的重要步驟。

當然，事情若能防範，也許就能避免悲涼。有心臟疾病的旅人，遠行前最好能徵詢自己的家庭醫師或常看的醫師的建議，定時服藥、注意飲食，避免鹽分脂肪以免增加心臟負擔、注意行程對體力的負荷，並且預先查好目的地適合的醫院（例如有國際語言服務的），還有當地緊急求救的方式。

珏瑋的故事，有如人生悲喜劇的電影，有時是快速轉動的急救場景，有時是靜止在眼淚的特寫溫情。珏瑋的工作，有如推著巨石的海力克斯（Hercules），日復一日試圖搶回死神手中的初逝，沒有休止。不同的是，從他細微的觀察中散發出大悲心起，讓這份面對苦難的工作有了幸福的理由。

人生無常，但珏瑋的筆，給了我們面對無常的勇氣。

臺大醫院急診醫學部主治醫師 **江文莒醫師**

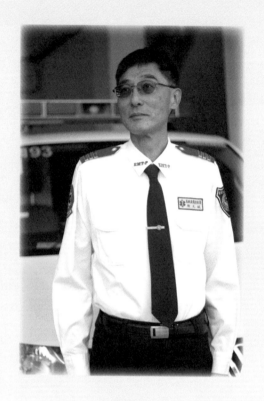

鳳凰志工

陳大誠

民國 70 年開始擔任救護志工

而今稱為「鳳凰志工」，目前仍在待命中。

您覺得

一柱清香　能化解過去多少罪惡

一次禱告　能壓抑心中多少惡魔

您覺得

前世累積的　今世如何償還

今世累積的　來世何其無辜

如何改變內心的暗黑與罪孽並斬斷連結邪惡的鎖鍊

如何償還前世的恩怨與虧欠並累積來世陰德與福緣

就是要能

喚醒一口將停的呼吸　擋住一條靈魂的離去

止住放肆的鮮血　守護脆弱的頸椎

驕傲面對狼狽的工作空間　瀟灑面對陌生人的衷心感謝

如何成就這些　那就是成為

119 鳳凰志工

（如何成為鳳凰志工，詳洽各縣市消防局。）

救護志工的濫觴與傳承　　　　臺北市義勇消防人員招募
影片網址：　　　　　　　　　　影片網址：

女兒畫爸爸

老爸是名消防局的鳳凰志工，假日幾乎都會去消防隊分隊執勤，據我媽說，他已經在 119 跑救護 30 多年，比認識她還久！

而我認為，老爸是個膽子很大的專業救護員，因為老爸遇過各種救護的驚險情況，每次聽完老爸的急救故事，我都傻了。

視覺傳達設計系女兒 **陳昕** 筆

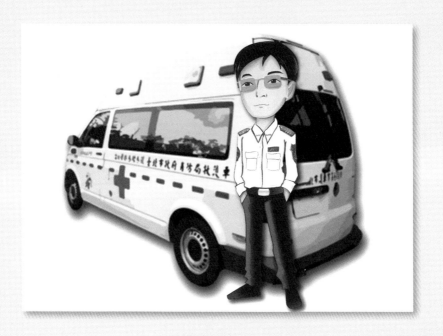

沒有任何的放棄才叫盡力

在我急救裝備的腰帶裡，腰帶的包包中有一個小盒子，它原本的作用是居家收納小電池的盒子，經過加工之後墊了一些防震的塑膠袋，就用來放我的強心劑玻璃藥劑瓶。上下兩層一共可以放十二支藥劑，所以我放了八支的 Epinephrine（增加心血回流的強心劑）還有四支的 Atropine（加速心臟跳動的強心劑），這都是強心藥劑之一。

Epinephrine 是最常用的，目前為止應該有被我打掉上百支了吧！至於 Atropine 用的機會不多，只有幾次在車上繼續 CPR 時遇上了大塞車，Epinephrine 已經打了很多支後，期間加了一支 Atropine，然後繼續塞車。

基本上，每次出勤 OHCA（到院前心肺功能停止）的救護勤務時，Epinephrine 以三到五分鐘給一支的標準劑量來說，在院外最多不會用超過三支，所以每補充一次滿盒，就可以撐個三次出勤。只是很邪門的，每每一把藥劑補滿，下一趟救護一定就是 OHCA，比吃「鳳梨」（救護勤務旺來）更要靈驗。

一直想破除這個詛咒的我，在上一趟的 OHCA 用了二支藥之後就給它補滿，不久之後電話馬上響起就有救護勤務了，看了一下求救原因，哈哈！一般疾

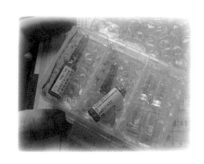

病，心想：「怎樣，不靈了喔！嘿嘿！」看一下報案地址，就離分隊不遠的位置，真是魔咒大破除。有時因為救護地點遠，就有可能被要求送到更遠的醫院，回來時午飯都要變成下午茶了。

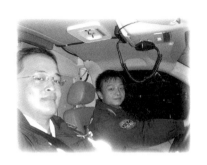

　　這次跟著我們分隊的沙灘男孩衝浪高手一起出勤，要他花五千元買手機他花不下去，但是一個兩萬元的沖浪板他眼睛眨都不會眨一下。救護車在他手中依舊是乘風破浪，塞車就像是在等浪，追逐著綠燈就像是在追浪，闖過了紅燈就是已經站在浪板上，到達現場就是摔翻在沙灘上。

　　「我媽媽剛剛去買東西回來，說不舒服就去躺一下，剛剛看她的樣子很喘，但是現在呼吸好像有比較緩和了。」剛到達報案地址公寓樓下，一位女子就開始對我敘述剛剛的事情。

　　「他現在意識怎麼樣？現在你們可以跟她對話嗎？」我背著大包小包的裝備，在樓梯間詢問她目前的情況。

　　「幾分鐘之前還好，但我下樓前叫她好像就沒有什麼反應，我們家還有其他人在樓上陪她。」女子說得有點慌張，但我心理期盼著家屬只是窮緊張。

　　「她以前有沒有什麼重大疾病或是慢性病？」「高血壓。」我問完病史，在女子回答完之後進入家門，看見一位中年婦人坐臥在床上，同事也帶著其他的裝備剛進門，他看見我正用耳朵在

235

聽那位婦人的呼吸，評估她的呼吸次數，問我：「情況怎樣？」

「Agonal Respiration.（瀕死呼吸）」並再對著同事說：「叫支援！」

「忠孝 01，忠孝 97 呼叫。」同事在窗口用無線電喊著，我也請家屬協助將婦人從窄小的房間床上搬到客廳地上，確定摸不到頸動脈之後開始 CPR。

「忠孝 01 回答。」（忠孝 01 為分隊基地臺無線電代號）

「忠孝 97 現場為 OHCA，請忠孝 01 加派支援。」同事喊完無線電後，立刻將甦醒球接上氧氣導管丟到我旁邊，並開始準備電擊器。

「忠孝 96，忠孝 01 呼叫。」（忠孝 96 是我們分隊另一部救護車代號）我跟同事身上的無線電，傳來了分隊值班臺同仁在呼叫另一部車的聲音。

「忠孝 96 回答忠孝 01。」

「忠孝 97 現場是 OHCA，請趕往支援。」忠孝 01 喊著。

「忠孝 96 剛剛已經聽到忠孝 97 呼叫忠孝 01 的訊號了，請給我忠孝 97 現場的地址。」無線電裡清楚的聽見忠孝 96 在與忠孝 01 呼叫的過程中，他們救護車警報器突然開啟巨響著。

「家屬請離開！」我大叫並在確認家屬沒人接觸婦人後，同事立刻按下電擊器電擊鈕。婦人被電擊時身體的劇烈晃動，家屬

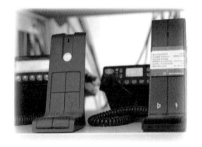

不捨的搗著臉不敢看。

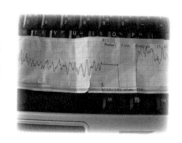

「你繼續壓胸，我幫你備 Endo（氣管內管）。」我繼續大力的壓著微胖的婦人。

「剛剛在等你們上樓時，我有這樣先開始壓了，這樣有沒有關係啊？」一邊壓的同時，旁邊有一位家屬表示著。

「很好，非常好，你做得很對。」我也忘記我壓到第幾下了，但現在誇獎那位家屬比什麼都還重要。

「Endo 備好了。」同事將準備好的插管物件放在我旁邊，壓胸壓到滿頭大汗的我，換手讓同事繼續單人 CPR。

「Endo 上了。」跟同事告知一下，聽診一下胸部呼吸聲看管子確認是在氣管裡，固定好 Endo 管之後，請家屬將甦醒球前面的面罩拔開，接上 Endo 管。

遠遠的聽見另一部車的兩個人跑步上樓的聲音，視線餘光裡看見了門口兩個身影，我就往門口方向喊著「備 IV」（靜脈注射點滴）。

我請那位會做 CPR 的家屬每五秒鐘壓一下甦醒球，蹲跪在地上瞪著我自己的腰包，狠狠的打開那個受到詛咒的強心劑藥盒，再從腰包裡拔出一支 5C.C. 的空針筒，使出我的強項，就是一次可以折斷三支藥瓶玻璃封頭，手不會被玻璃割傷。

前來支援的兩位同事迅速準備好了 IV，一位過來換手壓胸，

另一位開始找血管要打點滴。壓胸換手時同事看了一下電擊器的心電圖，出現了 VF（心室顫動，需要電擊的心律），打點滴的同事聽見我口中念著 VF 後，雙手放開病人的手臂，四個人防堵著周圍好幾位家屬怕他們接近，大喊：「Clear!」之後按下電擊，婦人身體再次震動，也再次激盪出家屬不捨的淚。

我將抽好 3C.C. 的 Epinephrine 針筒交給已經打上點滴的同事，讓他先從點滴打入 1C.C. 的 Epinephrine，跟雙手已經無力的沙灘男孩，我們兩個開始收拾現場散落一地的裝備，將病人抬上搬運軟墊上。

在數層樓高的樓梯間搬運過程中無法壓胸，所以在樓層中間的轉彎處停一分鐘快速壓胸，並趁這個時候再打入 1C.C. 的 Epinephrine，同事也跟家屬解釋 CPR 盡量不要中斷的重要性。

上了救護車，海灘男孩開始要衝浪了，支援的同事一位也上了我們的車，換我在車上繼續 CPR。到達急診室門口前，同事將最後一劑 Epinephrine 打完。途中司機已經有通報勤務中心通知醫院準備急救，所以倒車時已經有護理師與醫師在門外等我們了。司機一打開救護車後車門，壓甦醒球的同事正準備告訴醫生，剛剛他在停車前有打了一支 Epinephrine，話還沒說完，醫生與護理師就開口罵人了：「臭珏瑋，又是你！」

我躲在一個不容易被發現的角落寫著記錄表，雙手還在發抖的慢慢寫。遠遠的在角落隱約聽見好像又要

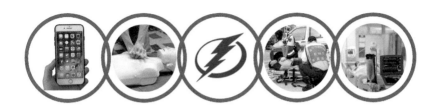

電擊，因為年紀五、六十歲不是很高齡的婦人，家裡有人先行做 CPR，現場距離分隊又不遠，我們接觸的時間早，到院前也都完成了插管、電擊、給藥，到醫院後還有可電擊心律，這樣的病人救回來的機率就很高。索性接近了急救區關心一下病人現在的狀況，醫護人員在電擊完成之後，繼續 CPR 與進階處理，看完狀況之後，要偷偷退出急救區時馬上被叫住。

「你想躲去哪裡！還不過來換手幫忙壓胸，沒看見學姊已經壓到沒力了嗎？」護理師學姊的口罩快被眼神的怒火給延燒了。

「別這樣啦！我還有很多東西要寫吧！難得有這種 CPR 的機會，你們這裡這麼多 Intern（實習醫生）讓他們壓啊！」我邊說邊往後退。

「只要你當班，這種機會很難得嗎？」感覺另一位學姊手中的針頭要飛過來了。

「大哥，你要保護我，你們家的護理師要過來了。」我躲在醫生的背後。

「你保重，我去 Call Intern 過來。」醫生拍拍我的肩膀後就把我丟在裡面。

隨之而來的家屬，不太相信媽媽就這樣突然一倒不醒，主治

醫師開始跟家屬解釋患者的病情，急救區內的醫護人員滿頭大汗的持續急救，大家都知道這位病人能恢復呼吸心跳的機率不低，所以醫生繼續進行更進階的急救動作，並聯繫相關的儀器準備。

　　假若是沒什麼進展的病人，醫生就會開始跟家屬告知後續相關處理事情，急救區也會開始收東西，剩下 CPR 的壓胸機器在運轉而已。

　　歸隊的路上，最在乎的還是我的早午餐變成了下午茶，我們的衝浪手額頭上的汗還在流，心裡想著，雖然這只是一件再典型不過的 OHCA 急救勤務，但是家屬的積極、我們的堅持、醫院的不放棄，每個盡力的小環節都是在加分，病人的狀況從原來的不及格 60 分邊緣，我們每個環節再加點分，一定又會及格的。

　　半個月後，追蹤了這位病人，那位媽媽已經恢復了呼吸心跳，在醫院休養當中，內心竊喜的今年度救活紀錄已經破蛋了。當然也希望這個數字能夠繼續上升，只是這不是我一個人可以辦到的，而是需要靠很多的人力支援，不管是到院前或是到院後的一路不放棄，才能拉出一腳已經踏進鬼門關內的病人，埋伏幹掉正帶走病人靈魂的死神。

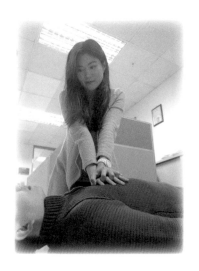

後記

一顆停止跳動的心臟，每經過一分鐘，病患的存活率就越來越低（下降約 7-10% ／分）。目前在臺灣，再快的救護車也需要 5 至 10 分鐘左右的時間到達現場，實際上，從下車取裝備、上樓梯或等電梯，真正接觸到病人，至少要再多加 3 至 5 分鐘，這時即使像珏瑋這樣超級有經驗的高級救護員，幫忙也是有限的。

在這完美的個案裡，家人執行了 CPR，讓病患得到了電擊的機會而存活，這就是所謂的「生命之鏈」。據研究，旁觀者 CPR 即可增加 2.5 倍的存活率，就算自己不會，聽從 119 電話裡的指示做 CPR 亦可增加 1.5 倍的存活率。

在北歐國家，從小學就開始學習如何做 CPR，讓救人的技術內化。目前臺灣也積極推廣並廣設公眾的自動去顫機（AED），法令上也已通過了《好撒馬利亞人法》，讓幫忙急救的人免除民法與刑法的責任。急救不再是靠專業人員而已，你我都有救人的義務，一個簡單的小動作，即可讓人活下去，何樂而不為呢？讓我們一起努力，讓臺灣成為世界最容易康復出院的國家吧！

亞東醫院急診醫學部主治醫師 **孫仁堂醫師**

潛水

感受著自己變得好輕，卻必須珍惜每一口的呼吸，
徜徉在唯美的世界，卻處處充滿危險，
人類已經強奪了不是屬於自己的環境，更應該好好的珍惜，
期盼彼此好好的愛護與共處，
不然七成的海洋要吞噬三成的陸地相當容易。

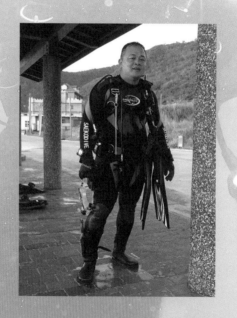

蘭嶼潛水影片　　　　　綠島潛水影片

極短篇

無辜的地板

一位貴婦在精品店買衣服，為了殺價吵到差點昏倒，店家趕快打 119 叫救護車，到達現場時，婦人大喊全身不舒服，但卻堅持拒絕送醫。

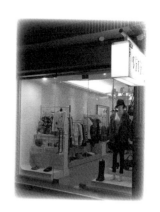

坐在椅子上的婦人，突然從椅子上正面倒地摔倒，但我一點都不擔心，因為她在倒地的瞬間，瞄到她的臉在著地前，手臂迅速護在額頭上面，應聲倒地後手才慢慢移開。

詢問了店員，她是要殺多少錢還是要求打幾折，店員無奈的說，她只是要殺信用卡刷卡的銀行手續費。所以這整起案件的唯一損害，就是貴婦的妝，弄髒了店家的地板。

早餐

凌晨連續二件的 OHCA 案件，一件是癌症末期，在與家屬曉以大義之後放棄急救；另一件是廁所猝死，全身已經硬邦邦的，家屬只能接受。一連摸了二具冰冷冷的大體，講了二次一樣且假

掰的慰問詞，同樣離開前都會跟客廳供奉的神明或祖先打聲招呼。

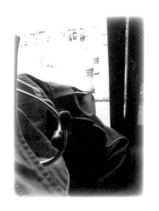

我想，這兩位大德應該會在路上相遇吧！然後聊著他們在離家之前遇到同一個 119 救護員，再聊大大隻的 119 救護員一臉還沒睡醒的樣子，最後第二位一定有聊到，我看到他的時候有比較清醒，應該是吃過早餐了。

餓了

連續幾件的救護勤務，從早上八點多準備嗑下第一口早餐時就出勤，未曾間斷的案件，直到下午一點多的腹痛勤務，是在一間火鍋店內。

飢腸轆轆的走進店內，接著蹲下來拿血壓計，眼前的高度剛好是放沙茶醬的位置，把病人扶站起來的角度，臉部剛好是高湯蒸汽。

還能走的病人沿途經過了生肉片與沙拉吧，送我們離開的是門前的提拉米蘇與草莓奶酪。救護車內充斥著火鍋的香料味，離開醫院返隊途中，又被線上派遣……

在這裡

自言自語的唸著：「伯伯您的證件放哪？我們需要登記一下您的證件。」

說完後不由自主的回頭，一陣微風讓房門慢慢的關起來，看見門後掛著一件還繫著皮帶與手機的長褲，皮夾、證件也在屁股的口袋裡。

寒流讓獨居的老伯伯在浴室裡結束了他的一生，被發現時已經全身僵硬，不知道倒在那多久了。赤裸裸的幫他蓋條浴巾，等待刑事相驗，然後前往他的房間找尋證件。

備品

在急診室裡，常常會看見一些耐人尋味相對的現象。例如有些女生皮綻肉開卻異常冷靜，有些男生擦傷破皮而鬼吼鬼叫。有些人默默拎著破掉的外套或包包，獨自發呆等著醫生來看診；有些人急著昭告天下，記得帶鮮花素果來醫院看他。

最有戲的就是，患者的另一半給了一個很爛的理由說不能來醫院時，在氣呼呼的掛掉電話之後再撥了另一通電話，然後就火速出現另一個人來急診陪患者，好好的給他「呼呼」。

母愛

「你乖，媽媽有點事，會晚一點回家。」一位女業務員要去見客戶的途中發生車禍，送醫後打電話給自己的小孩。

「你乖，媽媽還在忙⋯⋯」檢查後，醫生說需要觀察四到六小時才能確定有沒有出血危險。

「請問一下，我一定要躺在這裡嗎？我有一個客戶等著我去簽約。」患者一邊說著，一邊翻著已經脫皮的包包與破損的手機皮套。

「對不起，我有點不舒服，臨時來醫院拿個藥，很快就過去了。」患者泛紅的眼眶，頻頻向客戶道歉。

「媽媽晚一點就買你愛吃的給你好嗎？你乖乖等媽媽好不好？」掛完電話後，立刻潰堤的眼淚與壓抑的哽咽。

視線餘光裡，看著患者的淚滴在皮夾裡的照片上，是一個可愛的小孩，當登錄完身分證資料要還給她時，發現配偶欄內是個空白。

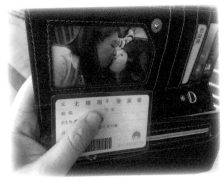

註：示意圖，非當事人。照片是我姪女，亦為單親家庭，其父親為我表哥。我唸國小的時候，表哥常常帶我去吃喝玩樂，然而他在十幾年前因工安意外往生，特此紀念。

望著

家屬引導我們到父母住的房間內，一時分不清哪一位要就醫，因為兩位高齡的老人分別睡在房間二側的單人床上，中間是看護照護用的工作桌。家屬解釋爸爸氣切又長期臥床，所以無法講話，只剩下頭可以轉動看人而已。媽媽早上就叫不太醒，昏昏睡睡的，請我們幫忙看看媽媽怎麼了。

同事早已發現不對勁的打開 AED，並撞開家屬開始對他媽媽 CPR。亂中有序的完成 CPR 急救程序，準備離開前，請家屬協助拿我們裝備的同時，發現爸爸竟然翻了身側躺著，老淚縱橫的伸手想要摸摸媽媽，但媽媽已經被我們抬離了房間。

做自己

二位遊民大白天的就在便利商店門前喝到酒醉，嚇到路人且影響店家顧客，還跑進店家要店員協助叫救護車，說他的好朋友肚子很痛，需要去醫院。

到達現場，遊民就說我朋友肚子沒事了，但我們還是評估了他的生命徵象。隨後遊民問：「可不可以載我們去醫院睡？這裡太熱了。」經過客氣的說明之後，遊民用髒話幹譙我們說：「XX娘，載一下是會怎樣嗎？」

當然我的髒話不會只有三個字的回應，一陣叫罵之後，酒醉

的遊民知道兇不過我。員警到場後加入戰局，一併將他們驅離，兩人只好勾肩搭背的離開。離開前還找到他們的酒，因為他們醉到上一分鐘看著我把他們的酒倒掉，下一分鐘就忘了。

如果是十年前，民眾的髒話都會吞下去，拜託請他們到公園裡休息別影響到他人；十年之後，他們的髒話我一定加倍奉還，讓他們知道他們的行為與態度不值得客氣與尊敬，愛心與專業是要用在需要的人身上。

學弟問我，下單位服務之後，一定要十年後才可以做自己嗎？我告訴他，至少給自己十年的時間成長與成熟，對於暴衝時機的拿捏才會比較精準，還有知道自己出手的輕重，最後懂得湮滅的技巧。

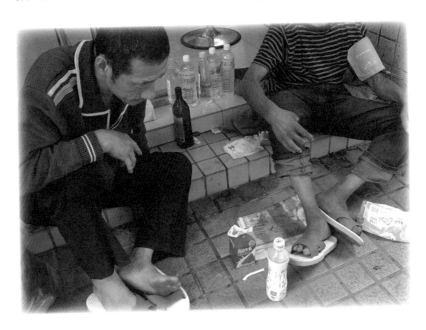

大逆不道

　　一般人早上起床都會去解尿，因為整夜都在累積尿液，所以清晨往往都是憋尿出勤，挨著腹脹不適先處理病人，直到送醫後才去院內跟病人搶廁所。

　　清晨出勤到了民宅，一位八旬老翁因病一天一夜沒尿尿了，腹部漲大與劇痛，加上行動不便，讓老翁在客廳坐立不安。經過初步評估之後，生命徵象穩定，過程中老翁表示他長期都在很遠的一間小醫院就診，那邊有病歷與就醫習慣，希望可以送到那邊。但我們跟老翁建議，他的狀況需要前往就近的急診緊急放置導尿管以改善症狀，而且那間醫院非急救責任醫院，指定送往要支付一千八百元的罰款。

　　老翁從客廳沙發站起來再坐到旁邊的擔架床，在費時數分鐘與喊痛中完成，就在將他推到門口還沒上救護車之前，老翁痛到

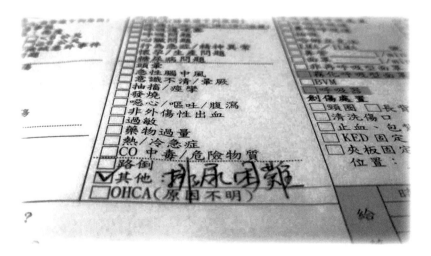

改變心意，請我們送到就近的急診處理就好。

這時老翁的女兒打電話回來，詢問是否可以送到那間小醫院？我們立即跟女兒說明她爸爸現在的狀況，殊不知女兒竟然說：「這樣要罰一千八百元喔？那幫我把爸爸放回客廳沙發上，我再自己開車回家送他去那間醫院就好。」

內心充滿憤怒與髒話之餘，向老翁轉達了女兒的指示，同時跟老翁表示，他可以自行決定，不需聽女兒的作法。但老翁說他不敢作主，還是聽女兒的話好了。於是他再忍痛的回到客廳，從擔架床爬下來，表情猙獰的坐回沙發，然後女兒說她一個小時後就趕回來。

滿床

醫療機構可分為醫學中心、區域醫院與地區醫院三個等級，一般民眾都有著錯誤的迷思，就是大小病都要往醫學中心跑，覺得去大醫院看病會比較好，所以寧可排隊等到病情惡化也甘願，以至於醫學中心常常通報 119 救指中心滿床。

滿床就是急診室無躺床可使用，或醫療需求超出醫療供給時無法再收治病患。但許多無知的民眾就算醫院通報滿床了，還是堅持要求救護車前往該醫院。到院後由於沒有病床可以躺，只好使用 119 救護車擔架床，當院內的病床使用。從待診、看診、送

檢、治療，一直到留院觀察都使用著救護車擔架床，而那部救護車就被扣在醫院無法出勤。

一部幾十萬的電動擔架床，一輛救護車只會有一部，就算非電動擔架床遭占用，消防局的備用擔架床也不夠讓民眾當醫院病床使用，調度再多資源也無法消化民眾的濫用。進而癱瘓著許多119 救護車在醫院，需要花更多時間調度救護車與擔架床。期間多少命在旦夕的無辜民眾，就被這些少數的自私民眾給送命。

不是到你想去的醫院就是看病，而是有醫生可以馬上幫你處置才叫看病。另外，救護車不是先占先贏，當你濫用這部救護車時，你的親友若不小心發生意外，只能從更遠派救護車來救他。

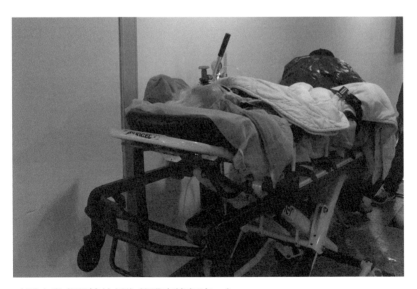

（圖中患者所躺的係為救護車擔架床。）

失智

高齡的兒子扶養著高齡的失智媽媽，兒子白天都要外出工作才能養家活口，怕媽媽亂跑會走失，只好把媽媽反鎖在家。

但是媽媽還有很好的自主能力，也很想跑出去，所以常常報案說她受困在家裡有危險，到了現場看到了門口的字條後，大概就知道什麼情況了。只是一個外插銷的簡單門鎖打開之後，發現媽媽自言自語的想往外跑。擋了下來之後，員警聯絡不到兒子，經查失智媽媽沒有任何危險，一陣安撫之後再將門帶上。

當天晚上，媽媽又報案了，再次前往查看時，媽媽說兒子還沒回家。當員警再次撥打媽媽胸前掛的電話號碼時，房間傳來電話聲，兒子在房間被吵醒。從房門出來一位也是上了年紀的大叔，無奈的跟媽媽說：「我不是跟您說我工作很累，在房間睡覺嗎？」接著頻頻向我們道歉。

據悉，相關社福單位都已介入協助過了，媽媽拒絕安置，兒子也放不下媽媽，親戚們都一一的離棄，只剩二位老人家就這樣相依為命，這個無奈的家庭短時間還會繼續下去。

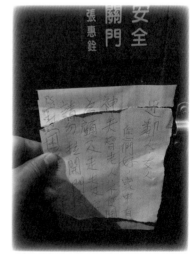

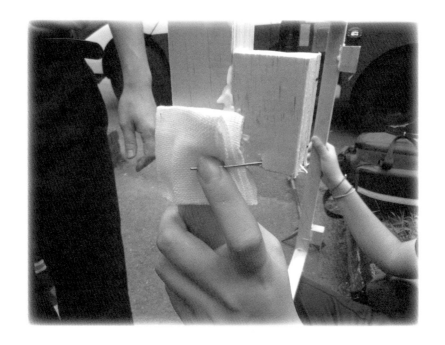

這就是成果

　　畢業展是學生最重要的發表，為了展現在校所學的成果，展場的布置裝潢無不費盡心思，將最好的作品呈現出來。然而隨之走火入魔的表現，各式職業用的專業裝潢工具紛紛出現。不知道是否有操作經驗，加上不知道是否工作過勞，常常造成不必要的意外發生。

　　我們的教育怎麼了？教育在教導我們追求著什麼？是分數還是工安，是成果還是健康，如果是更重大的意外，那這門課的意義又在哪？

你不是怪醫黑傑克

七旬高齡婦人在悶熱的菜市場內逛，身體不適坐在攤販提供的椅凳上休息，據攤販表示，有位路人提供了一瓶藥物供婦人使用，沒想到婦人使用後更加不舒服，在聯繫到家屬後便昏厥，隨即撥打 119 叫救護車。

經查看後，發現是硝酸甘油（Nitroglycerin，NTG，耐絞寧）舌下錠，「NTG」舌下錠俗稱為「救心」，為冠狀動脈擴張劑。意思就是強力血壓下降劑，適用於舒緩心絞痛的急性症狀，且血壓須於 90mmHg 以上。

婦人不確定是否為心臟急症及血壓是否為 90mmHg 以上，現場天氣炎熱，婦人又有脫水疑似熱衰竭等休克現象，服用了 NTG 舌下含錠造成血壓急速下降，對於需要增加體內灌流的休克患者而言，真是雪上加霜頭頂補一槍。

若婦人因此體內缺氧造成腦損傷甚至死亡，家屬要追究的話，這位熱心的怪醫黑傑克就已經觸犯了許多法令，相關罰條至少有：

一、刑法第 276 條：過失致死罪。

二、刑法第 284 條：過失致傷害罪。

三、醫師法第 28 條：密醫罪。

將來的民事賠償更不用講，只要沿街調閱監視器，相信這位非故意犯不會變裝躲藏，一定找得到人。

　　所以親愛的熱血黑傑克們，千萬不要拿自己的藥或來路不明的藥，還有你以為是萬能的藥，給任何人服用，每種藥都有它的療效，也當然有它的副作用。重點是，你如何確定別人就是需要這種療效？別人是否能承受它的副作用？別人使用之後若因此未就醫而惡化，這些責任誰要負？不是一句：「我不是故意的，我是出自於好意。」家屬就會諒解你，法官就會同情你，病人就不會恨死你。

　　很可惜的，會做這種事的人，社經地位與生活層次都不高，往往聽不下正規的說明，而篤信自己的經驗與傳說，所以當自己身體不適時，不要隨便接受不明的藥物與治療才是王道。

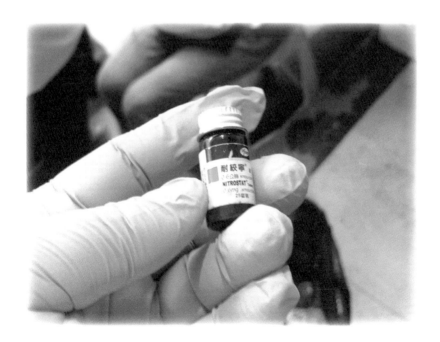

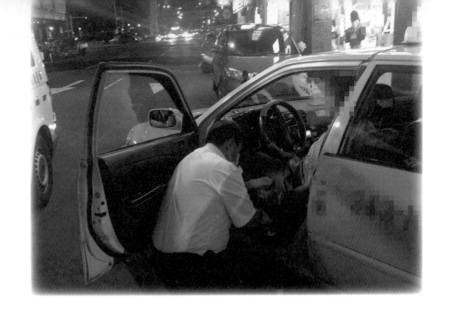

賺錢有數，性命要顧

一位計程車司機患有糖尿病，沒能好好控制好自己的血糖，駕駛期間血糖越來越低，以致精神恍惚而殊不知已經逆向行駛，在昏迷之前撞上路邊的車輛。

民眾報案後，現場測得血糖不到 60mg/dl，疼痛刺激後稍有清醒。然而低血糖造成的意識混亂致使情緒躁動，司機用僅存的生理資源來抗拒就醫，直到幾分鐘後無抵抗力的昏迷後，才盡速將其送醫。

一個人的性格決定自己的一生，逞強的結果就是讓大腦與身體嚴重缺乏醣類，造成更多不可逆的機能傷害，讓未來的身體狀況更差，血糖更容易失調。靠勞力討生活的計程車司機，這樣惡性循環下去，下次的逆向也許就不是發生在夜間或剛好沒人，下次的昏迷也許就沒有人發現了。

就醫的意義

　　國內醫院依規模與性質分成三個等級，醫學中心、區域醫院與地區醫院，都會區裡大多是醫學中心與區域醫院等級，可依病情輕重前往適合的醫院等級就診。而國人就醫的迷思往往就是喜歡往醫學中心跑，不管病情輕重，寧可在人多的醫學中心慢慢等，也不願到區域醫院盡早得到治療。

　　一名上班族在公司裡突然急喘與抽搐，同事被這樣的症狀驚嚇，立刻打 119 叫救護車。經評估後疑似是典型的過度換氣，給予適當處置後症狀立刻改善，但為求謹慎，還是建議他就醫觀察一下。

　　接著我與患者的同事對話。

　　同事甲：「可以送他去醫學中心 A 嗎？通知他家人先去那裡了。」

　　我：「現在各大醫學中心都很多人，他的症狀到就近的區域醫院就可以。」

　　同事乙：「那可以送他去醫學中心 B 嗎？他那裡有病歷。」

　　我：「他現在的症狀去醫學中心的急診，可能二個小時都輪不到他。」

　　同事丙：「那可以醫學中心 C 嗎？他家離那裡比較近。」

　　我：「他到一般的區域醫院可以很快就看診了，不用浪費待診的時間。醫院到處都是傳染病，待在那裡候診時間越長，風險越大。強烈建議去區域醫院就診觀察即可，醫學中心留給需要的

重症病患好嗎？」

患者：「嗯！好，那我還是要去醫學中心 C。」

我：「好，走……（不想浪費時間了）」

常常遇到著樣的民眾，對於就醫的需求與選擇，往往有嚴重的偏差，但在我的佛心還沒被耗盡前，還是會把該建議的、該規勸的、該宣導的，有耐心的把它說完。

所以在緊急醫療裡充斥著許多難解的課題，因為難醫的不是宿疾，而是固執；難癒的不是生理，而是心態；難救的不是危急，而是無腦。

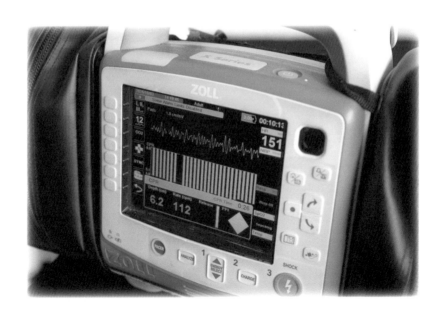

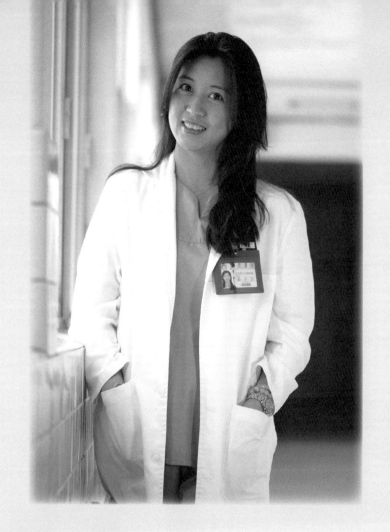

緣分

緣分，讓人莫名的接近與相遇，

命運，卻是震撼著初衷與堅定。

緣分與命運的不定，考驗著敏感並且脆弱的人性，

命運與緣分的調皮，決定著天長地久延續或暫停。

不做不會怎樣，做了會很不一樣

　　每個人心中都有一個長不大的小孩，天馬行空的亂想。隨著年紀增長，亂想的東西就更多更複雜，有些還是亂七八糟，有些就會貼近事實。也隨著成長，知識技能與生活資源的增加，就會想要去實現可以實現的小夢想，然後願意為這些不為什麼只為圓夢的夢想投入心力，不管成果如何，都是在記錄自己、成就自己的小承諾，與訓練自己的耐心及毅力。不管有沒有被肯定，都是在這個苦難生活工作環境中的一種小確幸，因為一樣是很辛苦但卻做得很開心。

　　高中時期，家裡環境不好，為了不想增加父母的經濟負擔，高一就到飯店餐廳打工。有機會進到了廚房看見廚師做菜，也有機會偷吃了許多高級美味料理，心想一樣是菜市場買的東西，為什麼可以弄得這麼好吃，就想問廚師怎麼做的。所幸先問了廚房的學徒，學徒說師傅還沒教他那麼多，我問他也不會跟我說，果然師傅真的都是留一手。

　　在廚房工作的人大概都離不開酒，身為一位外場服務生，哪裡會弄不到酒？許多高級宴會或會議都會開不少好酒去喝，當然也都喝不完，剩下都是倒掉。就這樣，我不定期蒐集了不少好酒送給大廚師傅，也因此得到了不少料理祕方，有些還是學徒學不到的，因為師

傅說：「有些年輕人很不懂事又不懂禮貌，也愛學不學的。有些學會之後就翻臉跑去別的飯店工作，除非遇到肯學又認真的學徒，才願意好好的教，例如像你這麼懂事的。嘿！嘿！嘿！真是好酒！可惜你是外場服務生。」

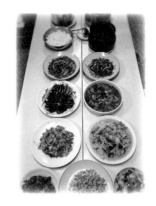

就這樣，師傅把學徒要一、兩年才學得到的東西，統統透露給我回家練習，不過我發覺還真是不容易做呀！

從此，家裡每年過年過節的大餐就都由我負責。在臺北工作之後，家裡也常宴客，身邊的朋友都是我的白老鼠，

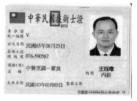

分隊的年夜飯也不假他人之手，來精進我的廚藝。後來我還抽空去考了一張中餐丙級廚師，證明一下自己是有通過國家認證的。

想完成夢想，離不開現實中的學習加練習，技術必須搭配耐心才能發揮，執行必須搭配心情才會有效率。就像是糖醋排骨要好吃，必須拿捏排骨的炸熟度、糖與醋的比例、配菜的刀工、文火的翻炒，才能呈現出一道菜色香味。

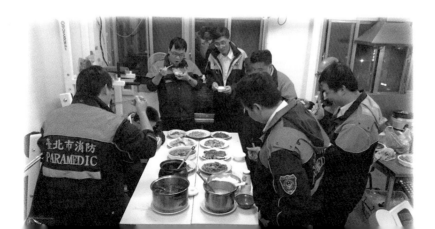

自製拍攝「宣傳禮讓救護車」影片

　　隨著工作興趣的發酵，有許多創意的想法產生。這也是我想完成的夢想，同時有助於工作上的執行，更能落實勤務的宗旨，直接或間接幫助需要協助與救援的人，所以在民國 102 年自己拍攝剪接了一段宣導禮讓救護車的影片，因為救護車執行緊急救護勤務，無論馳援現場或送醫急救，救護車駕駛均分秒必爭。

　　目前國人對於禮讓救護車之觀念仍相當薄弱，且舉發成效有限，另外，救護人員均以視病如親的心情，除了在到院前積極給予完整急救處置外，馳援現場或送醫急救途中，更希望能迅速與安全抵達。有鑑於現今社群網站發達，可藉由網友分享與加深「宣傳禮讓救護車」的觀念，製作了「119 緊急救護宣導微電影－讓救護車先過好嗎？」影片，以零成本方式之製作影片，發揮無限期的宣導效益。

　　影片設計分三個橋段，片長為 2 分 13 秒的微電影，為期三個多月的資料蒐集與剪接後製，利用勤餘時間及不影響正常勤務之前提下拍攝相關過程，使用自己現有攝影器材及剪輯軟體製作，並商請友人義務協助拍攝短片，在無影響勤務及動支公家相關經費之下完成拍攝。

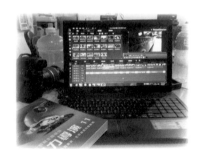

　　第一段為受理案件與出勤過程，然後以救護車迅速出勤後即於路口遭遇一般車輛受阻無法前

進，作為第二段開場的伏筆。

第二段為增加影片內容親切性，以素人（小孩與成人）口吻呈現禮讓救護車之意念，特商請友人、網友及小孩，為拍攝宣傳主體，協助錄製「讓救護車先過好嗎？」之短句為主題。

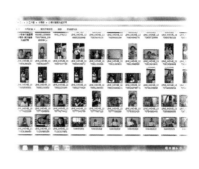

為拍攝本影片橋段，首先逐一電訪友人及素昧平生的網友，說明本片拍攝目的，並請其家中小孩或親戚小孩，能以稚真的口吻協助錄製「讓救護車先過好嗎？」的影音片段，獲得相當大的迴響，大力協助支持拍攝。另為節省時間並求傳輸便利，本人無法一一前往錄製，即請其以手機拍攝後回傳的方式，共蒐集了25 位小朋友之影片，精選出 9 位小朋友片段製作剪輯。

拍攝成人部分，特商請擔任百貨公司樓管的友人，請專櫃小姐協助錄製，期間共拍攝 9 位專櫃小姐，再精選出 5 位製作剪輯。除前往百貨公司拍攝外，同樣透過電話及網友，以手機自拍方式，自行發揮創意錄製「讓救護車先過好嗎？」之語音片段，亦蒐集了 10 多位回傳影片，精選出 6 位進行製作剪輯。

另外，臺南市和東國小六溪分校葉珍杏護理師曾任職 119 救指中心護理師，深知禮讓救護車的重要性，透過網路得知要製作本案影片，於是全力動員全校師生製作拍攝道具及參與演出，加深禮讓救護車的印象。

微電影影片播放中間，還穿插了救護車上實際緊急急救剪接

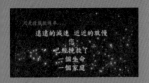

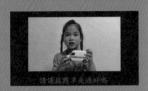

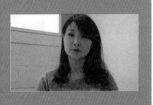

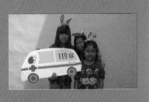

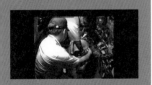

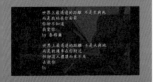

片段（剪輯以當事人顏面無法辨識及跳接方式呈現，以保障當事人），用以凸顯禮讓危急病患的迫切性，讓一般民眾明白救護車內患者的危急與急救情形。

第三段擷取救護車真實出勤時遭遇塞車的背景影片，並摘錄了泰格爾的名言：「世界上最遙遠的距離不是生與死，而是我站在你面前，你卻不知道，我愛你。」再以相同語法寫出：「世界上最遙遠的距離不是天與地，而是救護車在你附近，但卻沒人禮讓而來不及，去救你。」作為影片最後收尾，加深感觸。

市府拍攝宣導廣告預算，需編列拍攝製作及購買媒體廣告時段的經費項目，尤以購買媒體播放所需經費，數十秒的媒體廣告費用所費不貲。這個宣導影片（含預告）近 3 分鐘的播放長度，於網路上已達上萬次點閱，且拍攝過程及剪輯，係由本提案單位相關人員配合，並自學影片剪輯軟體製作而成。上傳網路後，也吸引了電子媒體關心，甚而採訪播報，吸引民眾注意。此一過程完全沒有動支公家相關經費拍攝及託播，撙節公帑與經濟效益甚鉅。

影片上傳後，立即受到平面媒體及電子媒體注意，蘋果日報翌日（民國 102 年 6 月 14 日）

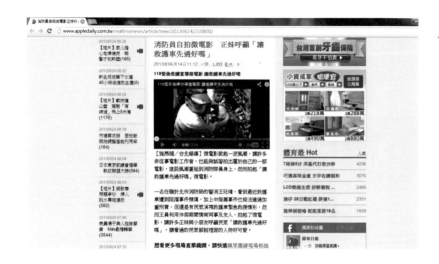

搶先報導，以「消防員自拍微電影，正妹呼籲『讓救護車先過好嗎？』」為標題。

中天新聞亦於當日（民國 102 年 6 月 14 日）下午至本局採訪本宣導片拍攝緣由，並於晚間新聞（18 時）頭條報導，再次呼籲禮讓救護車的重要性。除了當晚新聞播報之外，新聞報導內容也在該新聞臺網站的影音新聞中，供民眾持續點閱。

這支影片若委由製作公司拍攝，並購買平面與電子媒體廣告託播，依本案製作規格及目前媒體播放管道，保守估計共需約 27 萬元，如實際應超過 30 萬餘元。這些都是替公家省下的預算，經訪查所需相關經費如下：

（一）製作公司拍攝所需費用約 11 萬元。

（二）蘋果日報刊登本案報導篇幅，所需費用約 4 萬元。

（三）中天電視新聞臺於晚間 18 時時段廣告託播，所需費用約 12 萬元。

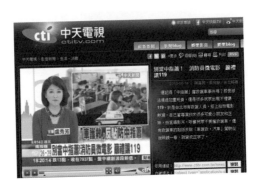

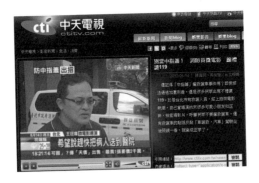

【蘋果日報】119 緊急救護宣導微電影 - 讓救護車先過好嗎？
報導網址：

119 緊急救護宣導微電影 - 讓救護車先過好嗎？
影片網址：

設計規畫消防分隊車庫前「車輛出勤預警號誌」

　　根據統計，臺北市在民國 102 年救災車輛出勤次數計 25,203 次，平均每天出勤 69 車次；救護出勤次數計 132,573 次，平均每天出勤次數為 363 次，平均 4 分鐘就有 1 部救護車出勤。

　　各分隊救災救護車輛均設於一樓車庫並直接面臨馬路，僅福安及山仔后 2 個分隊前無騎樓外，餘 43 個分隊車庫前均有騎樓，而且民眾行經車庫前絡繹頻繁。為保障各分隊車庫前行人及行經車輛安全，並提升救災救護車輛出動時效，特創新規畫設計「車輛出勤預警號誌」，於分隊接獲勤務派遣時，先行啟動預警號誌，以提醒騎樓行人與車道車輛注意，將有救災救護車輛出勤。

　　於分隊車庫騎樓梁柱區，預計裝設 4 組 LED 爆閃燈，警示區域以騎樓及車庫外馬路車道為主，依各分隊車庫前騎樓梁柱適當位置裝設，於分隊接獲勤務派遣時，先行啟動預警號誌，以提醒騎樓行人與車道車輛注意，將有救災救護車輛出勤。

　　救災救護車輛出勤時，必先經過騎樓、人行道，然後在車道右轉。期間穿越騎樓、人行道時，有撞擊突如其來的行人及違規

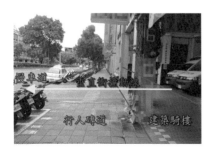

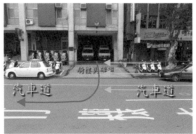

於人行道駕駛單車或機車之風險，另外，更危險的是救災救護車輛駛至車道右轉時，由於救災救護車輛車身較長，均須駛至快車道始能右轉，增加左側來車衝撞之風險。

此出車行徑，本局同仁均能小心且緩慢出車，惟用路人並非能隨時注意突出車輛而發生意外，或使用路人反應不及造成驚嚇。

有關設置位置，警示區域以騎樓及車庫外馬路車道為主，以忠孝分隊為例，於車庫騎樓樑柱區預計裝設 4 組 LED 爆閃燈，安裝位置及警示範圍如下圖示：

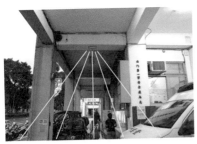 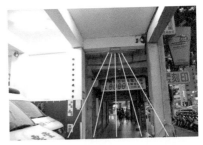

於車庫二側天花板梁柱下各裝設一組LED爆閃燈，警示騎樓兩側之行人。

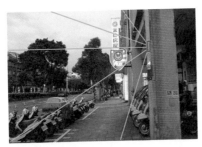 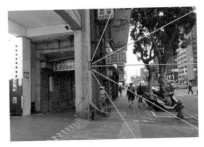

於車庫二側前柱各裝設一組 LED 爆閃燈，警示人行道行人及車道之汽機車輛。

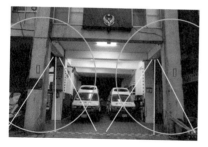
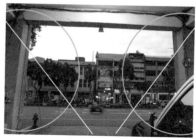

以上為騎樓與人行道行人及車道之警示範圍。

　　分隊值班室增設啟動開關，於分隊接獲勤務派遣時，先行啟動預警號誌，以提醒騎樓行人與車道車輛注意，將有救災救護車輛出勤，另於車輛全部出動後，再將警示燈關閉。

　　執行救災救護勤務分秒必爭，往往卻受限於分隊車庫前人車往來，而未能即時出勤，另於車庫內突然開啟救災救護車輛警鳴

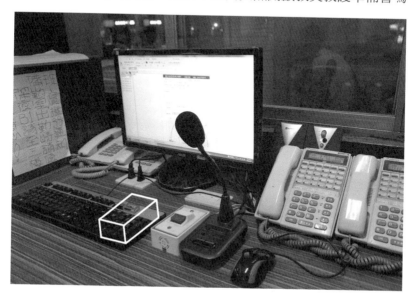

器，常常造成路過民眾驚嚇，如造成老人跌倒或嬰幼兒驚嚇，將衍生許多不必要之困擾。

一般人於行進間，如有發現異常光線，均會停頓查看，現今民眾亦習慣紅色閃光燈為注意燈號，又於消防隊騎樓與門柱，必能聯想將有車輛出勤而卻步。

然而現在人手一支智慧型手機，很多人都低頭步行，如有紅色閃光反射於手機鏡面，亦能提醒行人注意。

由於救災救護車輛車身較長，均須駛至快車道始能右轉，增加左側來車衝撞之風險，另外，車輛由車庫出車與道路為垂直方向，雖救災救護車輛有警示燈開啟，惟突然由人行道垂直竄出，勢必造成用路人須緊急減速，尤以夜間風險更高。

此規畫設計入選當年度臺北市政府年度創意提案，獲得市政府肯定，相關新聞報導如下：

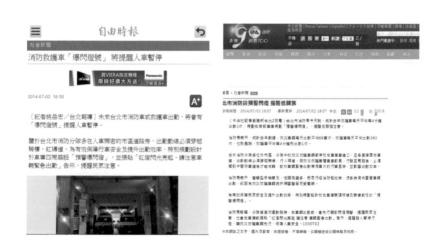

270

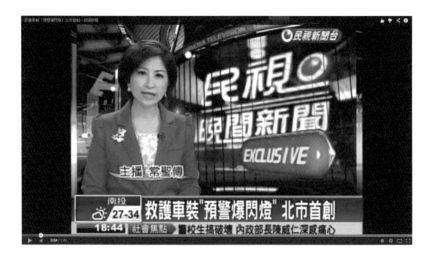

緊急出勤！
搶救危急之車道預警號誌
影片網址：

【民視新聞】
「車輛出勤預警號誌」
報導影片網址：

製作「CPR ＋ AED 全攻略懶人包」教學影片

民國 104 年時，為了協助推廣全民急救，持續大力宣導 CPR ＋ AED，提升教學效率與民眾學習樂趣，特以幽默風趣方式製作名為「CPR ＋ AED 全攻略懶人包」的影片，內容包括相關急救醫學原理與急救目的。技術操作之前，先觀賞「CPR ＋ AED 全攻略懶人包」影片，訓練結束後，也可以隨時自行上網觀賞複習。

影片包括了壓胸與電擊的原理及目的、黃金搶救時間的重要性、AED 使用時機及相關法規的保障，提升教學效果，加深民眾操作 CPR ＋ AED 之急救常識與技能，進而協助推廣周知親友，以達推廣全民急救之目的。

截至目前，尚無類似教學影片，將 CPR 與 AED 之相關醫學、學理、操作程序、典故與法律常識，以懶人包影片方式製作。影片並採用緊湊且無冷場的節奏手法剪輯，再添加幽默搞笑的橋段，增加網路分享率，將急救常識推廣至各個階層，落實推廣之精神。

有關「CPR ＋ AED 全攻略懶人包」，片長共計 9 分 23 秒，同樣也是使用套裝剪輯軟體製作完成。影片利用勤餘與休假日，費時半年構思與蒐集相關資料，再費時半年整理資料與拍攝相關鏡頭，經過為期二個月的自行剪輯、配音與製片，精心完成並上傳至影片網站。

影片內容主題分為六大段，如下說明：

一、坊間影片之錯誤急救片段

　　一直以來，市面上的電視、電影或其他相關影片，對於急救程序之拍攝多半未加以考據，以致錯誤的急救橋段一再被重複拍攝製播，致使民眾認為該程序為正確的急救方式，造成實際執行緊急救護過程中，民眾誤以為救護人員的急救程序錯誤，衍生不少糾紛與困擾。故摘錄電影相關錯誤片段供讀者先行觀賞，但尚未陳述該片段為常見的錯誤橋段。

二、介紹心臟停止之四種簡易心電圖

　　本片段係供民眾認識心臟活動的原理，藉由說明心臟停止的四種簡易心電圖與其中意義，進而理解心臟放電與急救程序的關係，以明白 CPR 與 AED 密不可分的關係。在後段的急救程序

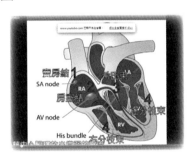

教學中，更能知其然且知其所以然的理解操作要領與目的。

三、心外按壓之原理與目的

　　經由影片說明心外按壓對心肺停止患者的重要性，排除壓胸對胸部傷害的疑慮，使民眾更有信心為心肺停止患者進行施救。

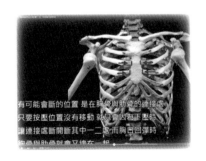

四、介紹 AED（自動體外去顫器）

AED 是一種可攜帶的醫療設備，又稱為「傻瓜電擊器」，可以診斷特定的心律不整並且給予去顫電擊，是專門救治危急病患的儀器。它並不會對無心律患者，也就是心電圖呈水平直線的

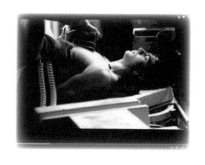

病患作出電擊，那是許多電影或電視節目的誤導。依法規定，目前各大公共場所均應設置 AED，在此段介紹了 AED 的功能、設置場所與使用時機。

五、CPR + AED 之急救流程

依目前衛生福利部與衛生局訂定最新版的民眾急救流程：「叫、叫、C、D」，製作操作流程影片。針對 CPR 的動作細節進行解說，與 AED 使用時機

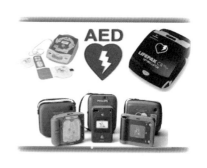

之操作流程進行教學。另說明有無 AED 之 CPR 差別與操作方式，使民眾全面了解 CPR + AED 對心肺停止患者的重要性。

六、相關法規解說與典故分享

我國民眾對於要向陌生人施行急救，除了因個性保守不太

敢進行之外，另一個極大的疑慮
就是法律糾紛，最後便針對此一
顧慮，特別說明《緊急醫療救護
法》、《刑法》與《民法》中，
均有保障施救者的條文，從而鼓
勵旁觀者對病人施以幫助。

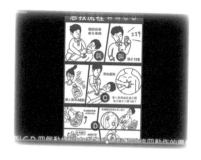

為了鼓勵英勇救助，也會規定為救助他人生命，使用緊急救護設備或施予急救措施而發生的結果，也能適用緊急避難，這種規定，稱為《好撒瑪利亞人法》。

影片以上述六個片段集結而成，採用緊湊且無冷場的節奏手法剪輯，再添加幽默詼諧的橋段，無動支任何公務經費，自行剪輯、配音與製片，以達推廣全民急救之最高 CP 值。

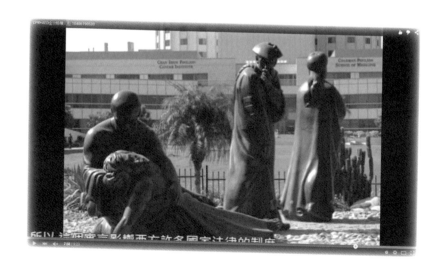

有關影片的摘錄部分，依據《著作權法》相關規定，適用法條如下：

　第 52 條　為報導、評論、教學、研究或其他正當目的之必要，在合理範圍內，得引用已公開發表之著作。

　第 55 條　非以營利為目的，未對觀眾或聽眾直接或間接收取任何費用，且未對表演人支付報酬者，得於活動中公開口述、公開播送、公開上映或公開演出他人已公開發表之著作。

　　另外，根據《著作權法》第 65 條規定，判斷是否合理使用的基準如下：

1、利用的目的及性質是否具有商業目的？

2、作品之性質屬事實性或虛構性？有無發表？

3、利用的質與量占整個著作之比例？

4、利用之結果是否會損害作品之市場及價值？

　　整體來說，基於政府公務、司法、教育、新聞傳播、公益等目的，或個人、學術、視聽障礙者使用或公開場所展示等用途，可以依上揭原則主張合理使用。

　　其中「利用的質與量占整個著作之比例」部分，本案內各原始影片長約 2.5 小時，本案摘錄部分僅約數十秒，所占比例極低，故亦符合合理使用之基準。

　　這個影片製作完成並上傳網路之後，獲得極大的迴響與網路分享，並成為各種 CPR ＋ AED 推廣宣導教育場合的播放教材影片，吸引不少媒體報導這段新鮮有趣的急救教學影片。

「CPR ＋ AED 全攻略懶人包」
影片網址：

【中視新聞】爆笑影片宣傳 AED
谷阿莫口吻上身報導影片網址：

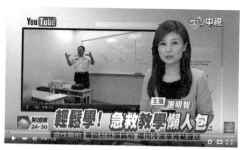

【中視新聞】爆笑影片宣傳AED 谷阿莫口吻上身 20150802

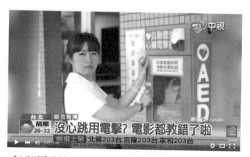

【中視新聞】爆笑影片宣傳AED 谷阿莫口吻上身 20150802

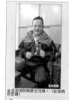

急救教學懶人包 笑到翻 輕鬆學

製作創意醫學教材

製作醫學教案，是成為 Paramedic 後都要進行的作業，而致力於讓學員的注意力集中，也是一位講師講課的宗旨。如何讓學員吸收到課程的內容，教材就是一個很重要的關鍵。

為了有系統性的教學，在病理生理學常用的一種教學方式，就是從各個器官來認識該器官衍生出來的各種疾病。針對人的生理解剖器官位置，就製作了「清涼辣妹器官圖片」來解說，增加學員的注意力。

想不到效果驚人，還引起媒體注意，讓我有點受寵若驚，除了平面媒體大篇幅半版的報導，還有電子媒體來分隊採訪。

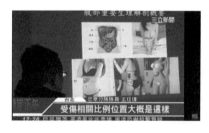

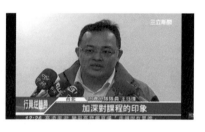

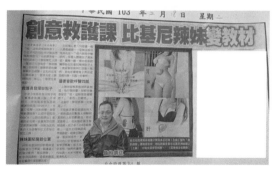

【三立新聞】
「清涼教材！臟器圖貼比基尼辣妹身」
報導影片網址：

278

遏止錯誤醫療訊息分享與散播

現今資訊傳遞便利與多元，任何文字訊息、圖片畫面或影音傳遞都相當迅速與即時，若是娛樂笑話、勸人勸世或是愛情動作片的分享，有助於身心發展與舒緩心情，這樣的資訊分享百利無一害。然而若是錯誤的醫療訊息，沒有醫學根據的急救處置，藉由如此有效率的資訊傳遞，會危害到多少無辜的人，傷害到多少已經患疾又脆弱的人。

一個資訊要讓人散播，不外乎二個要件，一個是親民易懂，一個是立竿見影。舉例來說，一個有壓力的水球被刺破一個小洞而流水，水球的壓力就會下降，再清楚也不過的道理。所以腦壓上升的時候頭會很痛，在耳垂下用針刺一下給他放點血，腦壓就會下降對吧？有沒有很簡單的道理？有沒有親民易懂與立竿見影？笨蛋都覺得有道理，所以這樣害人的訊息就在網路與手機上散開來了，然後我就只能保佑那些愛亂放血的人，最後知道還是要去就醫。

民國 104 年 6 月 27 日，臺灣發生有史以來最嚴重的燒燙傷事件，某遊樂園噴灑粉末造成塵爆，造成上百人嚴重燒燙傷。在這個危難時刻，竟然有人散播錯誤的醫療資訊，讓已經嚴重燒燙傷的患者誤信偏方而加重病情。

就是瘋傳一則「喝椰子水可以降溫」的嚴重錯誤訊息，因為基本上，俗稱的「火氣大」與生理體溫高是完全不相關的事，鼓勵這些燒傷的人多喝椰子水而捨棄真正重要補充的一般飲水，而

且椰子水本身就會刺激腸胃道，而燒燙傷會造成脫水及相關衍生疾病，使腸胃道潰爛，如今還要接受椰子水刺激，加深腸胃道傷害，加上缺乏水分補充，讓燒燙傷更難恢復。

所以我也在網路上大聲疾呼，盡可能阻止這樣的錯誤訊息再被分享。所幸有媒體即時發現，協助報導並呼籲切勿聽信偏方，任何急症應尋求正確的醫療管道。

若任何內外科疾病，可以藉由一些立竿見影的偏方改善或治癒，那醫生都要失業了，119 救護車也就可以不用出勤了。

另外也再次呼籲大眾，看到任何醫療急救訊息時，千萬不要任意分享，因為你不知道那則訊息有沒有醫學根據，甚至在訊息後面還亂加了一個名字，順便幫他叫醫生來增加可信度。

傳了不好笑的笑話，最多別人不笑而已；傳了太艱深的勸世文，最多被刪掉而已；傳了沒用的減肥方法，最多變胖或拉肚子而已；傳了不好看的愛情動作片，最多倒陽而已。但是傳了未經醫學證實或來路不明的醫療訊息時，是會害死人的，會成為殺人兇手的，好嗎？

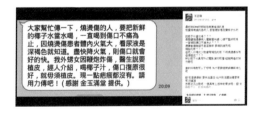

【自由時報】
「燒燙傷者要喝椰子汁？
醫護看了搖頭」
新聞報導網址：

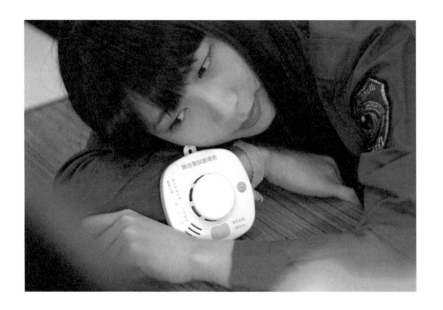

製作「住宅用火災警報器」宣導影片

　　火災的發生是不可預期的，但是發生之後如何盡早得知火災已經發生呢？大家都會想到建築物內都會有消防安全設備。但是依照現行法規，並非所有建築物都會有天衣無縫的消防安全設備，尤其是老舊建築，適用舊法規或五層樓以下的住宅，並非建築內部消防安全設備就可以全面防護得到的，這也成了目前火災發生最大的危險因子之一。

　　為了解決這樣的問題，就發展出了獨立式「住宅用火災警報器」（簡稱：住警器）。單顆設備獨立運作，不需要另設主機配線，不需要外接電源，依住宅環境安裝偵煙式或定溫式二種住警

器，而依現行法規，在民國 106 年底之後，必須全面裝設。

　　「住宅用火災警報器」到底長什麼樣子？為什麼要安裝？要裝在哪裡？為了讓民眾快速了解「住警器」的相關資訊與功能，費工費時的製作了「住宅用火災警報器」宣導影片，同樣以詼諧逗趣加低俗幼稚的剪接效果，來完成這樣的宣導影片，目的是為了加深民眾對「住警器」的了解與其重要性。

「住宅用火災警報器」
宣導影片網址：

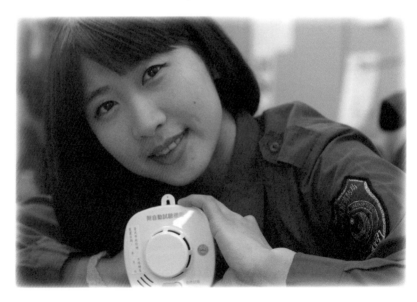

CPR ＋ AED 全攻略懶人包

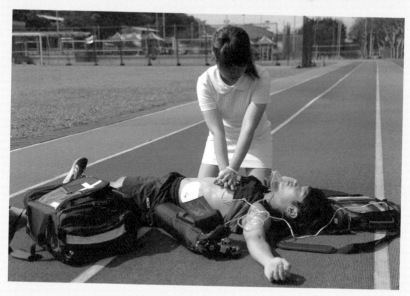

「CPR ＋ AED 全攻略懶人包」影片告訴您，十大急救常識！

心臟電擊錯誤觀念、簡單認識五種心電圖、

心臟電擊的原理與目的、CPR 急救的原理、

壓胸對於胸骨斷裂的疑惑、CPR 的急救流程、

急救陌生人時受到那些法律的保障、AED 設置在哪些公共場所、

什麼是緊急避難免責之規定、「好撒馬利亞人」精神。

出手就是佛心，堅持就是生機。

「CPR ＋ AED 全攻略懶人包」：

相關醫學

　　深夜，一位酒醉機車騎士，停紅燈時睡著倒在路旁，路人打119。

醉：「我沒有喝酒，是誰報的案？」

我：「我不知道是誰報的案，但我們是來幫你……」

醉：「我沒有騎車，是誰的機車撞到我了？」

我：「我不知你有沒有騎車，但你有受傷我們要幫你……」

醉：「我沒有生病，我不要坐救護車。」

我：「我不知道你有沒有生病，但你倒在路邊……」

醉：「我腳沒有骨折，不要綁我的腳。」

我：「我不知你有沒有骨折，但變形了固定會比較好……」

醉：「怎麼我問你們什麼都不知道！那你們知道我剛剛在做什麼？」

我：「你在喝酒啊！」

醉：「你怎麼會知道，那喝酒之後呢？」

我：「在騎車啊！」

醉：「你怎麼會知道，那我的機車是哪一臺？」

我：「在騎樓靠在柱子那一臺。」

醉：「你怎麼也知道！」

我：「學長（警察），你都錄下來了嗎？」

醉：「……」

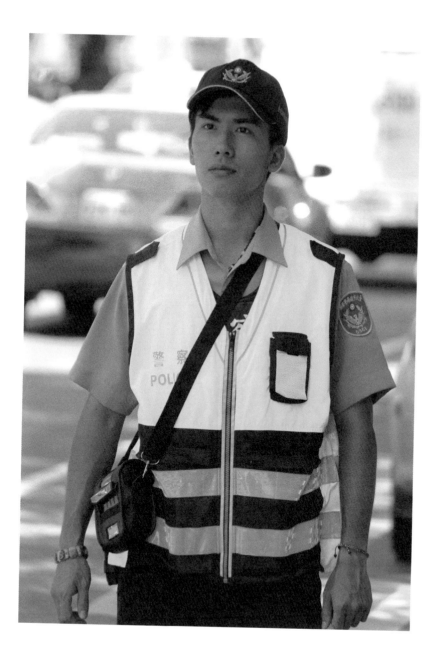

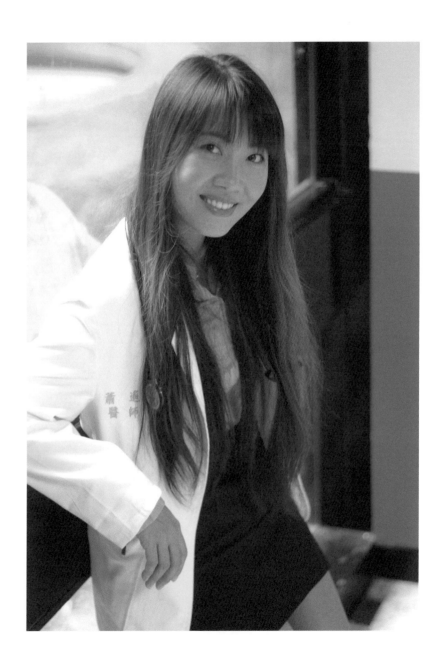

　　某高中舉辦運動會，一名男同學跑步時跌倒，造成疑似大腿脫臼而打 119 叫救護車，經過大腿軀幹固定後，一路哀號的從操場搬上救護車送醫，到院後⋯⋯

　　醫師：「你是在跑步的時候跌倒受傷的嗎？」

　　患者：「是啊！我大腿好痛好痛啊！」

　　醫師：「你忍耐一下喔！讓我看看。」

　　患者：「可以不要碰我的腳嗎？很痛啦！」

　　醫師：「可是我還沒有碰到你的腳啊！」

　　患者：「那可不可以先幫我止痛。」

　　醫師：「好，那袖子拉起來，我請護理師幫你打止痛針。」

　　患者：「等一下，可以不要打針嗎？」

　　醫師：「你不是要止痛嗎？」

　　患者：「但是打針會痛，可不可以用吃的？」

　　醫師：「好啊！那開止痛藥給你吃。」

　　患者：「請問一下，止痛藥吃起來會不會苦？」

　　醫師：「⋯⋯」

專責治療精神疾病的醫院，當遇到有明顯內外科症狀的精神疾病病人，還是會希望先送到一般急診室，由專業的內外科醫師先行處理，內外科症狀穩定後，再由精神科醫生診治。

在治療精神疾病醫院的急診室……

EMT：「醫生，家屬說病人在家大吵大鬧很久了，還會去撞牆、自傷。」

醫生：「他有其他外傷嗎？」

EMT：「我們檢查後只有舊的割傷與擦傷。」

病患：「我的背好痛啊！」

醫生：「你們檢查他的背如何？」

EMT：「他從家裡就會吵說背很痛，但沒有外傷，按壓也沒有異常。」

病患：「我的背越來越痛了，啊！」

醫生：「看樣子，你們還是先轉去責任醫院急診室照一下 X 光比較保險。」

EMT：「可是我們詢問過家屬，這是他第一次喊背痛，撞牆的時候都有被制止。」

病患：「快點救我啦！背好痛啊！」

醫生：「他這樣子，我不放心他排除外科的問題，請你們還是先送一般急診。」

EMT：「好吧！那我們去叫家屬先不要掛號。」

病患：「好痛啊！我的翅膀快要長出來了！」

醫生：「EMT，過來幫我把他押進來診間。」

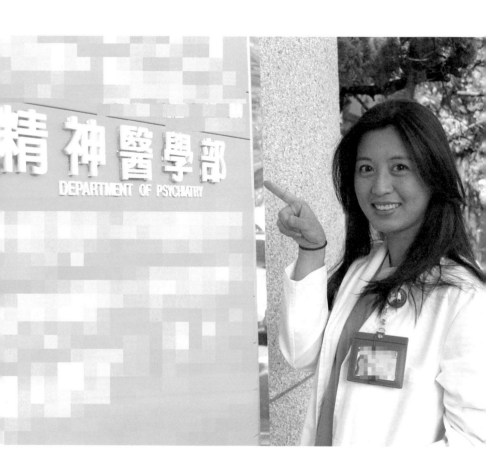

臺北市政府消防局在民國 102 年創全國首例，開始實施 119 救護車濫用收費制度，透過非緊急救護案件收費制度，遏止濫用救護資源情形，進而精進救護派遣及縮短反應時間，以提升到院前緊急救護服務效率及品質。

然後長官就指示：「珏瑋，你寫個新聞稿，有關本局全國首創救護車收費制度。」

我：「要怎麼寫呢？給個方向或建議吧！」

官：「第一段八股一下 119 救護車收費政策，第二段感人溫馨一點，最後一段再宣誓一下。」

我：「喔！好，我想想……」

第一段：濫用 119 救護車收費制度，是為保障緊急需求民眾就醫權益。

第二段：病人微弱的每個起伏，觸動著家屬每滴堅強的淚。

第三段：記得去繳錢。

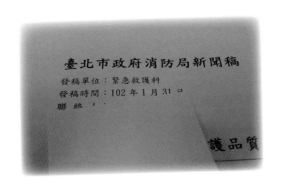

臺北市政府消防局新聞稿

發稿單位：緊急救護科

發稿時間：102 年 1 月 31 日

聯　絡

護品質

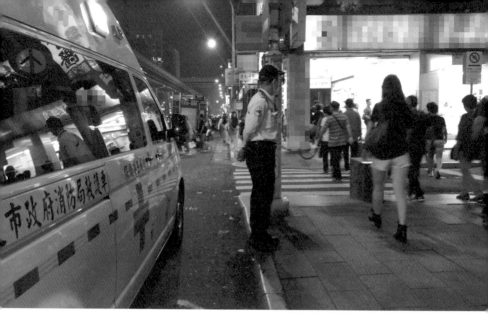

　　民眾報案，路邊有聞到瓦斯味，出動了水箱車前往查看，同時加派救護車到場待命。與何姓同事駕駛救護車到場後，停在前有微風廣場、後有太平洋二間百貨公司的復興南路上，在路邊靜待下一步指示⋯⋯

　　我：「有聞道瓦斯味嗎？」

　　何：「嗯！沒有，但都是香水味。」

　　我：「嗯！都是很誘人的香水味。」

　　何：「嗯！這比瓦斯味還要危險。」

朋友的幼稚園小孩好奇的問著……

孩：「幼蟲叔叔，你上班常常會遇到死人，會不會怕鬼啊？」

我：「會啊！好怕喔！」

孩：「那叔叔你睡覺的時候會跟我一樣都開著燈嗎？」

我：「不會啊！因為電費很貴，要省錢啊！」

孩：「可是關燈不會怕鬼出來嗎？」

我：「有沒有關燈都沒差啊！」

孩：「為什麼？」

我：「若是來了個不怕光的鬼，開燈也沒用啊！」

孩：「那怎麼辦？」

我：「而且你關燈看不到鬼，開燈搞不好就看到鬼了啊！」

孩：「……（哽咽）……（發抖）……」

我：「反正呢！開燈時看見暗暗的就是鬼，關燈時看見亮亮的也是鬼。」

孩：「哇！媽媽……」

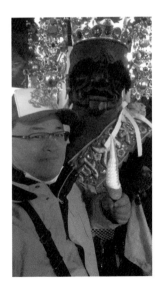

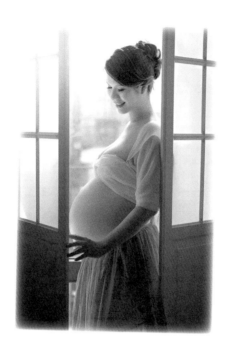

我：「學姊，你們單位現在是怎樣，這麼多人懷孕，懷孕會
　　傳染喔？」

護理師：「是啊！傳染著同一種幸福，雖然辛苦但是種甜蜜
　　　　　的負擔啊！」

我：「同一種幸福喔？好偉大的負擔喔！」

護理師：「是啊！怎樣，嫉妒嗎？」

我：「是不會啦！同一種幸福是沒關係，萬一是同一個人的
　　精子那負擔大了。」

護理師：「你別跑⋯⋯」

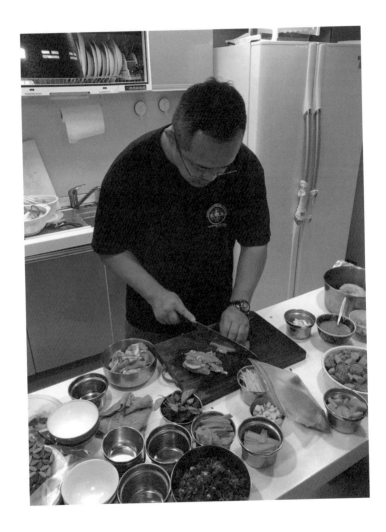

營養師：「幼蟲，你怎麼變肥蟲了，又復胖了啊？」

我：「天氣冷，隨時補充熱量而已。」

營養師：「那你還有沒有在運動啊？」

我：「有啊！嘴巴跟腸胃的運動量最大了。」

營養師：「那你有沒有在偷吃宵夜跟喝酒？」

我：「吃宵夜最容易胖這我知道啦！酒很傷肝這我更清楚，改喝果汁了。」

營養師：「那你三餐有沒有正常？尤其是早餐一定要吃，要在早上七點以前吃。」

我：「有啊！早餐我一定會吃的，而且一定在七點之前吃。」

營養師：「是喔！那早餐是七點多久之前吃？」

我：「嗯……六個小時之前。」

營養師：「那你喝什麼果汁？」

我：「嗯……用橡木桶釀的果汁，個人偏愛雪莉桶釀的，波本桶口味太重了點……」

　　幼蟲，是我剛到臺北工作沒幾年後，第一次上網時取的網路暱稱，從此就用這個暱稱在網路上走跳。其由來是很無腦的對話，就是同學在研究我名字的第二個字唸「傑」的音還是「覺」的音時，就變成討論孑孓是蚊子的幼蟲了。

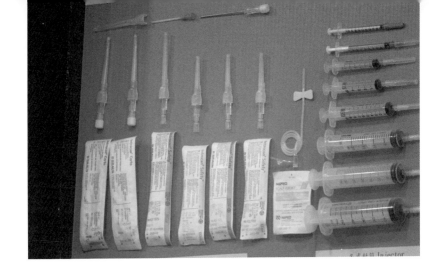

EMT-2（中級救護技術員）的訓練課程中，包含了在醫院的急診室實習。某日，送病人去急診時，巧遇正在實習的學弟，急診護理師學姊很認真的在教靜脈注射……

學姊：「下針時要注意角度，打偏了，皮膚會腫起來而且病人會很痛。」

我　：「我這位學弟非常認真，每天回家都有認真練習。」

學弟：「……（頭低）」

學姊：「他老婆是護理師是嗎？回家都還有在練習。」

我　：「是啊！他老婆也是護理師，但是他技術很差，打進去後都腫起來了。」

學弟：「……（頭很低）」

學姊：「打破血管，皮會腫起來，他老婆一定很痛，應該很生氣吧！」

我　：「還好啦！他老婆沒有很生氣，是肚皮腫起來，十個月之後才痛。」

學弟：「……（頭更低）」

　　一早下班，疲倦的開車回家路上，因為精神不濟，離開分隊不久就臨停在路邊紅線上想休息一下，然後手機就拿出來玩，精神就來了。

　　警：「先生，這裡是紅線，禁止臨時停車，請你趕快駛離。」

　　我：「哎呀！這不是分隊隔壁派出所的學姊嗎？」

　　警：「我就是認出你的車牌才來抓你的，還在玩手機。」

　　我：「我是怕危險駕駛，所以路邊休息一下啦！」

　　警：「這裡檢舉很多，不要害我等等要再來趕你一次。」

　　我：「再讓我玩一下手機嘛！等一下就走了啦！」

　　警：「好啊！你要我開單舉發，還是開槍射破你的輪胎？」（手握槍把。）

　　我：「學姊，我知道錯了……」

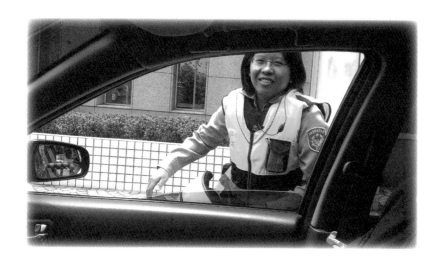

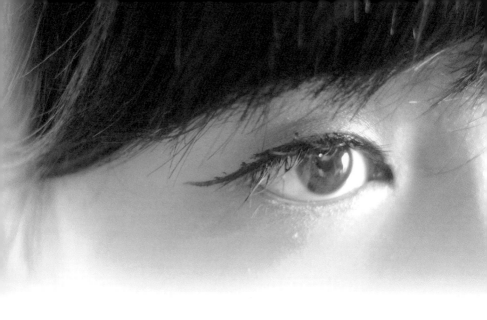

　　一名疑似血壓偏低的女性患者，昏厥跌倒後又甦醒，除了額頭有點瘀傷外，其餘還好。

　　瞳孔的檢查對於創傷患者是很重要的評估，可以快速了解顱內是否有明顯的損傷，所以在救護車上時，先用筆燈檢查了一下她的瞳孔……

　　女：「我還好嗎？」

　　（氣若游絲加心情不好的問我）

　　我：「小姐，你的眼線畫歪了。」

　　女：「真的嗎？哈哈哈哈……」

　　我：「嗯！你現在好多了。」

　　「格拉斯哥昏迷指數（Glasgow Coma Scale，GCS）」，是現今醫學上評估病人昏迷程度最廣泛使用的指標，主要藉由眼睛反應（Eye opening）、語言反應（Verbal response）與運動反應（Motor response）等三項生理反應，來測試昏迷指數分數。

　　有學生問我，GCS 昏迷指數有沒有比較好記的方式，我就跟他說你去找一位同學，突然賞他一拳，然後用人性反應來記憶，印象就會比較深刻了。

部位	反應狀況	分數	人性反應
眼睛反應 （E）	自然睜眼	4 分	可以瞪你
	呼喚睜眼	3 分	找不到你
	疼痛刺激睜眼	2 分	看不見你
	對刺激無反應	1 分	眼睛不開
語言反應 （V）	說話有條理	5 分	清楚的髒話
	答非所問	4 分	口吃的髒話
	可說出單字	3 分	漏字的髒話
	可發出呻吟	2 分	一字的髒話
	無任何反應	1 分	罵不出髒話
運動反應 （M）	會依指令示動作	6 分	還會還手
	疼痛刺激時可定位出位置	5 分	打不到你
	疼痛刺激時肢體會閃避	4 分	胡亂揮拳
	疼痛刺激時肢體會彎曲	3 分	伸出拳頭
	疼痛刺激時肢體會伸直	2 分	只比中指
	無任何反應	1 分	完全不動

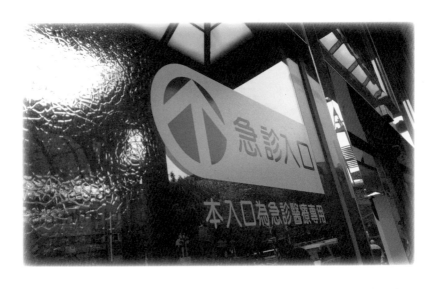

　　發生車禍時，從傷者的對話，大概可以歸納出四種人格特性：

勇者：「我這樣需要去醫院嗎？」

孝子：「不用聯絡家人，別讓他們擔心，我自己可以去醫院。」

俗喇：「好痛啊！皮破掉會不會死掉啊？」

媽寶：「（握著電話……）我被撞了啦！我有受傷啦！媽你快來
　　　啦！（其實沒有傷）」

朋友問我：「你有沒有帥過啊？」

我：「有啊！剛進警專、頭髮還很多的時候。」

友：「你有沒有瘦過啊？」

我：「有啊！警專剛畢業 80 幾公斤的時候。」

友：「你何時才會帥回來啊？」

我：「會啊！看到我遺照的時候。」

友：「你何時才會瘦到 80 幾公斤啊？」

我：「會啊！火化到一半的時候。」

友：「……」

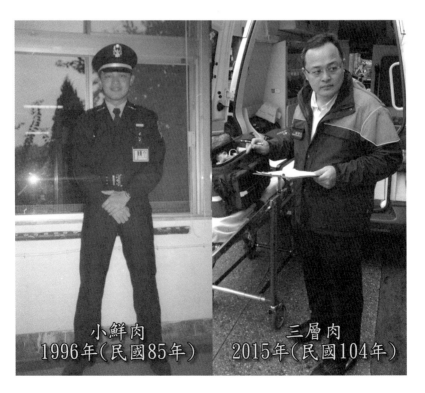

小鮮肉
1996年(民國85年)

三層肉
2015年(民國104年)

一位瘦弱的黝黑女生昏倒，一位婦人著急的不知所措，然後因為太緊張，差點也跟著昏倒，跟同事就先幫女生測血糖。

　　我：「血糖測出來多少？」
　　同事：「48 而已，血壓 70/45，心跳 90。」
　　我：「我來備 IV 跟 50% 的葡萄糖。」
　　同事：「阿嬤，你不要緊張，你女兒以前有糖尿病嗎？」
　　婦人：「她沒有病啦！就要減肥啊！都不吃，現在這樣她會不會死掉啊？」
　　我：「阿嬤，你不要緊張啦！感覺你快嚇暈了，她等一下就好了啦！」
　　婦人臉色蒼白、焦慮發抖、肢體無力。
　　同事：「等一下我們幫你女兒送到附近的醫院好不好？」
　　我：「二支 20ml 的 50% 葡萄糖打完了，她已經醒了。」
　　同事：「送醫的時候，擔架床給阿嬤躺好了，她腿都軟了，女生可以坐著了。」
　　我：「阿嬤，你躺著好了，你女兒醒了，沒事了，你不用緊張了。」
　　婦人：「她不是我女兒，她是我的看護啦！」

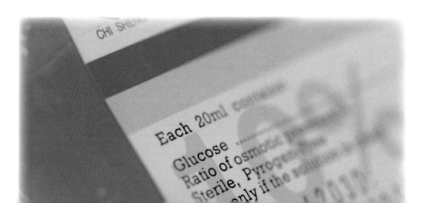

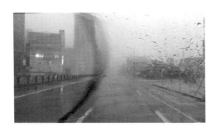
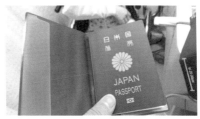

　　狂風暴雨的颱風天，一名日本觀光少女在臺北車站門口被強風吹倒，撞到牆壁造成下巴撕裂傷與肩部疼痛，被鐵路警察帶到辦公室休息，並通報我們前往處理。

　　接觸患者時，心想我的日文都是晚上跟「D 槽」學的，還是問問她會不會英文好了。

　　我：「Can you speak English?」

　　女：「A little.」

　　我：「（輕按她的肩膀）Do you feel 「E day」（痛い）?」

　　女：「はい 痛い……（是的，痛……）」

　　同事：「唉！難怪你每天上班精神都那麼差。」

　　我：「……」（低頭）

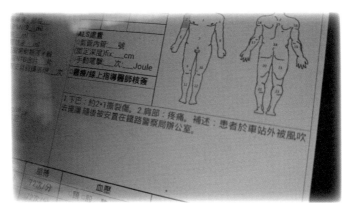

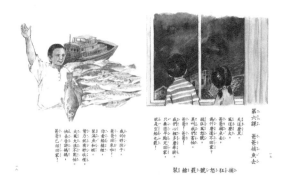

第六課 爸爸捕魚去

天這麼黑，
風這麼大，
爸爸捕魚去，
為什麼還不回家？
聽狂風怒吼，
真叫我們害怕。
爸爸！爸爸！
我們心裡多麼牽掛！
只要您早點兒回家，
就是空船也罷！

我的好孩子，
爸爸回來了，
你看胸前抱的是什麼呀？
努力把網兒收，
努力把船兒划，
魚兒裝滿艙，
努力就不怕風浪大。
快去告訴媽媽，
爸爸已經兒回家！

二八

聚 繪 罷 就 怒 狂 捕

國民小學國語課本「爸爸捕魚去」課文（摘錄前國立編譯館）

消防版「爸爸救護去」亂文

天這麼灰，雨這麼大，
爸爸救護去，可以不需要回家！
有救護獎金，我們怎麼會怕。
爸爸！爸爸！
我跟媽媽不會牽掛，
只要有救護獎金領，就你沒睡也罷。
我會跟媽媽，去刷你的附卡！
你記得存款，存滿錢好花。
你們以為我會怕，馬上讓你們爆卡。
不要告訴媽媽，爸已經花光！

學妹：「學長，你趕快射，我快受不了了。」

學長：「不能太早射，你再忍一下，找到點之後就會射了。」

學妹：「好。」

學長：「學妹，找到了，握緊！」

　　火場射水，務必接近或是找到火點才能射水，勿因感受輕微熱度就盲目射水，應避免不必要的水損，增加受災戶的損失。另外，射水時，務必握緊瞄子及夾緊水帶，以控制射角。

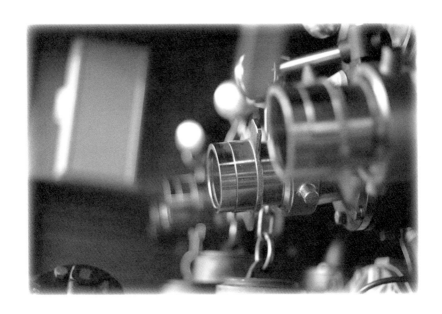

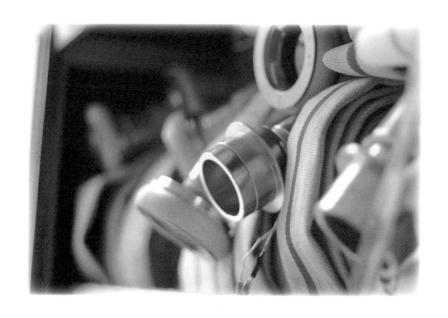

學妹：「學長，為什麼剛進去的時候，你都會射上面。」

學長：「射上面，這樣比較安全啊！」

學妹：「那進去的時候呢？」

學長：「進去的時候，還是會射。」

學妹：「那不會有危險嗎？」

學長：「其實只要進去，都很危險。」

進入火場，務必先以水柱掃射天花板，將可能的掉落物掃除，深入火場時，水線切勿中斷，注意周圍安全，處處充滿危險。

　　火場射水，乃專業之搶救作業，應注意前揭事項，切勿躁進而造成自身危險，切勿增加水損以維持救災品質，另應心存善念，勿有淫亂之思維……

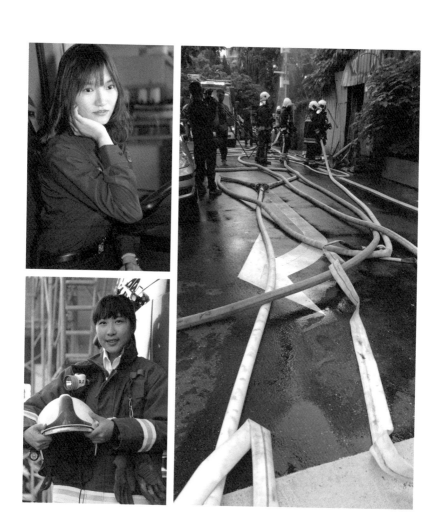

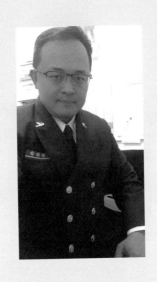

每天上班

每天上班,

都有新鮮的難題要挑戰與複雜的人性要學習,

所以,

卑微點,沒有意義的勝利留給別人表現,

謙虛點,可以細細品味別人的優點缺點,

低調點,棒打出頭鳥的故事一直在上演,

用心點,別太在意別人是不是都會看見。

但可不可不要這麼累,好想常常可以

跳到海裡,可以防晒遮風避雨躲聲音,還有體重變得很輕,

跳進遊戲,可以開槍斬怪破壞來洩憤,還有預防癡呆無力,

跳到床上,可以放鬆打滾睡覺作春夢,還有讓肝好好休息。

感恩

　　民國 96 年第一本《119 急救現場》問世時，原本以為會乏人問津，第一刷賣得完就偷笑了，但沒想到意外的廣受好評，一連追加到第四刷，有點受寵若驚。雖然只有微薄的版稅，還將部分版稅換成自己的書，捐給圖書機構與致贈長輩。儘管如此，這樣的鼓勵讓我對於記錄工作上的事物更加細膩，更有動力來分享社會角落裡醒世的事件與感人的故事。

　　這十年間，經歷了更多事情，尤其是在消防局裡內勤待了四年半的期間，承辦過了救護裝備器耗材採購、民眾申訴救護案件、受贈與捐贈救護車及裝備器材、自殺防治、精神疾病通報管理、遊民通報管理、獨居長者求救系統等，當然還有許多雜事，其中民間捐贈與民眾申訴這兩個業務同時辦理的感受，最是冷熱衝突。

　　有些民眾對於濫用救護車不覺得有錯，還申訴同仁規勸避免濫用時的服務態度有問題；而有些民眾或機構團體，卻是願意捐贈救護車與裝備器材。

　　在調查民眾申訴案件時，需要了解同仁與民眾雙方的說法，同仁的部分很好處理，只要調閱出勤錄音檔就知道了，同時也可以聽見民眾的聲音，但仍必須再親自與申訴人聯繫，聽聽他們的說法。當然，就是要面對電話裡的咆哮與斥責，很想跟他說我都聽過了現場錄音檔，跟你現在講的出入非常大。但還是要很有耐心與客氣的跟申訴人安撫，好好解釋誤會之處，結案後再適時獎

勵同仁的辛勞。

當上一通電話被咆哮完之後，剛好下一通電話接到民眾很謙虛的想捐贈救護車或救護醫療裝備器材時，就會覺得人類其實還是有希望的。願意犧牲奉獻、出錢出力，為國家社會付出一些心力，不求回報只求需要的人可以得到幫助。

社會上願意捐贈救護裝備器材、訓練經費、救護車或消防車的人，金額從數十萬到上百萬都有。相較之下，那些濫用 119 救護車的人，還自覺受到委屈，動不動就要求精神賠償，真的是一種米養百種人。

其實這些都是貴人，工作中有機會接觸到各階層的人，環境與社經地位懸殊的族群，可以磨練自己面對與適應各種人的脾氣與個性。另外也可以從一些自殺防治、精神病、遊民、獨居長者的相關跨局處會議中，聽到其他局處報告許多個案的遭遇，還有許多現行法規與社會福利很難克服的現實問題，感受著為什麼有些人就是會讓自己走到無法收拾的那一步，明白著有哪些事可以事先預防而減少悲劇發生。

當再次回到外勤時，就更懂得如何與民眾應對，如何幫助別人與保護自己，了解各種環境的遭遇，更懂得感恩與知惜。凡事別太計較，沒有意義的勝利與自己不需要的好處讓給別人，把時間用來好好經營自己，哪怕是打電動或休息，都比無意義的競爭與計較來的重要。對的事，該做想做就去做，也許不做不會怎樣，但是做了就會很不一樣。

而每個敵人、小人與討厭的人也都是貴人，要感謝他們給你借鏡，讓你成為更好的自己，在別人的眼中，成為一個善良隨和的好人，漸漸的物以類聚，相對的就能避凶趨吉。

還要感謝案件故事裡的每個真實生命，他們讓我們有不一樣的成長，讓我們對生命有更深入的認知，更該多關心身邊周遭的事物人，更要把握在世的每一寸光陰與珍惜自己的身體。不要怨天尤人，不要斤斤計較，不要覺得自己最苦最無助，因為有更可憐的都還沒死，就別再抱怨了。

同樣的，更該感謝的就是這本書從構想、撰寫、拍照、醫師後記，一路以來很多身邊的長輩、醫師、護理師、老師、同事、朋友的大力幫忙，還有相關熱心機構的鼎力相助，一直耽誤人家寶貴的時間，不厭其煩的被我騷擾，日以繼夜的被我催稿。

任職忠孝分隊期間，拍攝了許多分隊內的物景與器材設備，尤其是封面那張兩部救護車的照片，是在凌晨二點至四點值班時，四下無人的把受案電話拉到窗邊，這樣電話響起時，可以迅速衝回去值班室接電話。接著發動這兩部車的引擎，並開啟大燈與警示燈，用單眼相機的 B 快門模式，試了數十張各種秒數的快門才成功。然後路人覺得莫名其妙，怎麼有個穿制服的人，趴在人行道上在拍什麼鬼。

為了拍攝救災裝備器材，在民國 105 年 8 月的時候，跑到雙園分隊商借場景與消防車輛設備，還跟這裡的分隊同仁開玩笑說，我不是要來這裡報到上班的，因為這個分隊是全臺北市案件最多與最忙碌的分隊，我怎麼會想來這裡受苦呢？調侃完他們

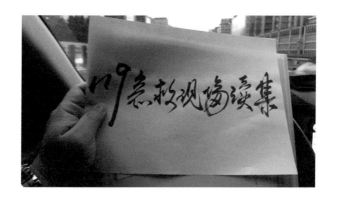

後，我就去車庫拍照了。殊不知二個月之後，我就真的調過來這裡陞任小隊長。

　　為了書中的圖片需要，期間也到其他單位找同事幫忙，為我下海讓我拍人物插圖。我也到醫院商請醫師與護理師協助拍攝，很感謝他們百忙當中還要抽空當我的模特兒。

　　另外一個靈魂人物，就是徐珍美專科護理師，當了快十年的網友從未見面，知道她的書法驚人之後，說要送我一幅字畫也拖了好幾年。這次請她提筆幫我寫書名，終於要到如此珍貴的墨寶了。民國 106 年 1 月中左右，前往她服務的醫院拿毛筆手稿，那也是我們第一次見面。一點也不陌生的彼此寒暄後，帶著她的祝福離開醫院。

　　要是沒有這些老天賜給我的恩人，我無法將這本書完成，內心充滿了無限感激，讓我再次完成了一個願望。沒有你們的幫忙，就不會有這些豐富且多元的內容，在此再次致上十二萬分的感謝。

誠摯感謝

內政部消防署　陳文龍署長

臺北市政府消防局　吳俊鴻局長

衛生福利部醫事司　石崇良司長

臺灣大學附設醫院急診醫學部副主任　陳世英醫師、江文莒醫師、劉越萍醫師、王暉智醫師、楊志偉醫師、鄭銘泰醫師、陳怡潔護理師

臺灣大學附設醫院公共事務室主任　趙于萱、護理師　陳佳淩

新光吳火獅紀念醫院急診科主任　王宗倫醫師、侯勝文醫師

臺北馬偕紀念醫院急診醫學部主治醫師　謝尚霖醫師

臺北醫學大學附設醫院急診醫學科主任　高偉峰醫師、王安怡醫師

臺北醫學大學附設醫院重症醫學科主任　哈多吉醫師

臺北市立聯合醫院和平婦幼院區急診醫學科主任　簡立建醫師、賴婷怡醫師、曾晴護理師

臺北市立聯合醫院忠孝院區急診醫學部主任　李彬州醫師

天主教耕莘醫療財團法人耕莘醫院急診醫學部主任　鍾鴻春醫師

亞東醫院急診醫學部主治醫師　孫仁堂醫師

衛生福利部臺北醫院急診醫學科主治醫師　游秉勳醫師

衛生福利部基隆醫院急診醫學科主任　陳輝財醫師

衛生福利部桃園療養院主治醫師　許元彰醫師

高醫大附設中和紀念醫院外傷及重症外科主任　陳昭文醫師

高雄榮民總醫院移植外科主任（前重症加護病房主任）張晃宙醫師

內政部消防署組長　周文智、科長　楊豔禾、技佐　劉貴香

臺北市政府消防局

　專員　簡鈺純、分隊長　陳忠德、董卓勳、小隊長　陳明輝

　隊員　何長益、沈一東、劉育任、林保志、李昌霖、張天龍、
　　　　朱柏嶧、沈怡欣、林妤涵、黃筱真

臺北市義勇消防總隊緊急救護大隊大隊長　汪達賢

　隊員　郭淑娟、吳宜臻、林婉青

臺北市義勇消防總隊第二大隊安和分隊義消隊員　杜志偉

內政部警政署警員　高振修

臺北市政府警察局巡佐　謝裕鎧、警員　張廷緯

高雄市政府警察局警員　翁子鈞

春天診所董事長　何麗玲

財團法人旺英衛教基金會執行長　黃詩鈞

中華民國紅十字會總會專案經理　陳大誠

臺灣應急整合服務股份有限公司　姜尚佑

三商美邦人壽業務主任　尤育節

蕭遙醫師、張國治醫師、劉筱筑專科護理師、林靜誼護理師、林佳瑢護理師、蕭漪濂護理師、游慧萍護理師、空軍王蕙菜士官長、王韻華小姐、廖純卿小姐、陳昕小姐、蕭允捷先生

AGC 集宇企業股份有限公司

新北市私立員山老人長期照顧中心

大和賞隔音氣密窗（宏技昇股份有限公司）

台東市天官堂 范將軍（八爺）

紅色的微笑

黑色的微笑，黃色的閃耀，灰燼裡訴說了熾烈的燃燒，
白色的迷導，灰色的毒藥，倉皇中失去了靈魂的微笑。

低調的英雄，浴火的戰果，炙熱中搜尋著生命的信號，
厚重的戰袍，祝融的懷抱，出沒在凡人裡逃亡的呼嚎。

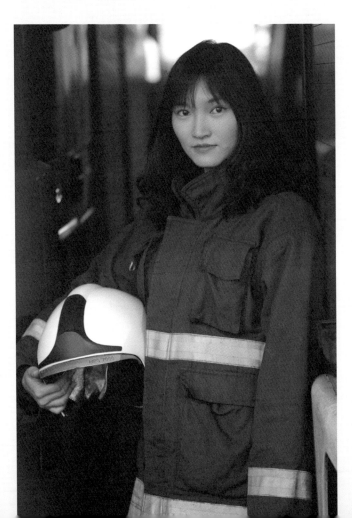

119急救現場續集

作　　　者／王珏瑋
美術編輯／孤獨船長工作室
責任編輯／許典春
企畫選書人／賈俊國

總編輯／賈俊國
副總編輯／蘇士尹
資深主編／吳岱珍
編　　　輯／高懿萩
行銷企畫／張莉滎・廖可筠・蕭羽猜

發行人／何飛鵬
出　　　版／布克文化出版事業部
　　　　　臺北市中山區民生東路二段 141 號 8 樓
　　　　　電話：(02)2500-7008　傳真：(02)2502-7676
　　　　　Email：sbooker.service@cite.com.tw
發　　　行／英屬蓋曼群島商家庭傳媒股份有限公司城邦分公司
　　　　　臺北市中山區民生東路二段 141 號 2 樓
　　　　　書虫客服服務專線：(02)2500-7718；2500-7719
　　　　　24 小時傳真專線：(02)2500-1990；2500-1991
　　　　　劃撥帳號：19863813；戶名：書虫股份有限公司
　　　　　讀者服務信箱：service@readingclub.com.tw
香港發行所／城邦（香港）出版集團有限公司
　　　　　香港灣仔駱克道 193 號東超商業中心 1 樓
　　　　　電話：+852-2508-6231　　傳真：+852-2578-9337
　　　　　Email：hkcite@biznetvigator.com
馬新發行所／城邦（馬新）出版集團 Cité (M) Sdn. Bhd.
　　　　　41, Jalan Radin Anum, Bandar Baru Sri Petaling,
　　　　　57000 Kuala Lumpur, Malaysia
　　　　　電話：+603- 9057-8822　　傳真：+603- 9057-6622
　　　　　Email：cite@cite.com.my
印　　　刷／韋懋實業有限公司
初　　　版／2017 年（民 106）05 月
售　　　價／420 元
I S B N／978-986-94500-3-4

城邦讀書花園　布克文化
www.cite.com.tw　WWW.SBOOKER.COM.TW

財團法人旺英衛教基金會
Wangying Foundation

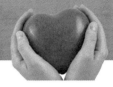

關於旺英 / 成立宗旨

合環建設機構總裁黃正勝先生為「財團法人旺英衛教基金會」董事長，在民國80年成為第一位亞洲人贏得澳大利亞官方商業移民創業成就。於民國96年期間在澳洲經歷過一場人生重大意外，返台由臺大高明見及北醫劉正典醫師悉心醫治並有了不同的人生觀，因此黃董事長重獲新生後有了不同的視野，除戮力本業外同時也積極投入社會公益。

本基金會成立所需資金由董事長黃正勝先生慷慨捐贈。黃董事長為感恩雙親黃興旺先生及黃廖秀英女士教誨，今日些許成就在獲得家族支持下捐贈成立基金會所需基金和基金會辦公室。

afaq
ISO 29990
Education
and Training Services

本基金會通過「法國標準協會(AFNOR)」ISO29990驗證

一、提升國民健康及體能、居家安全、勞工安全之教育及推廣。
二、辦理緊急救護之教育及推廣。
三、培育優秀人才、研究、創新以及組織發展等事項。
四、辦理教育獎學金。
五、其他相關社會教育及公益事物。

衛教服務

一、救護人員訓練課程（EMT-1、2以及P之訓練與複訓課程）
二、居家安全 (急救) 訓練課程
三、急難救助訓練課程
四、教育相關課程
五、社會公益相關業務
六、協助輔導弱勢團體

團隊領導

執行長 **黃詩鈞**
現任新北市消防局救護義消 新店分隊分隊長
曾任臺北市消防局救護義消 緊急救護員
曾任澳大利亞聖約翰救傷隊雪梨大都會地區 副督導

・臺灣高級救護技術員（EMT-Paramedic）
・AREMT註冊高級加護救護技術員(EMT-Intensive Care Paramedic)

課程洽詢 | 231新北市新店區中興路二段231號2樓
電話：(02)2910-5577　傳真：(02)2911-3312
訓練部門：training@wangyingfoundation.org

LifeWATCH®

LifeWATCH®

LifeWATCH®

LifeWATCH®

LifeWATCH®

0800-811-119

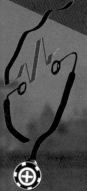
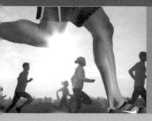
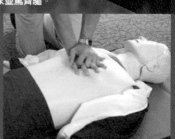

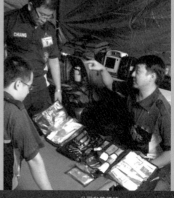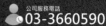

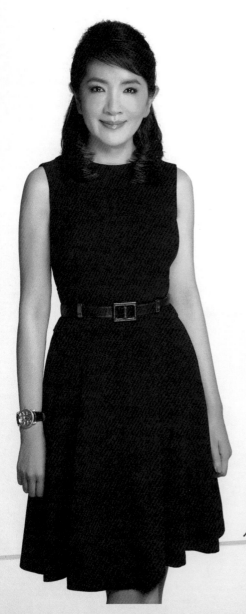
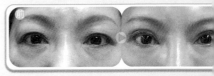
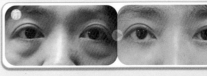